U0258990

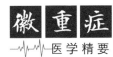

徽重症
医学精要

机械通气实用手册

主　审　刘　宝
主　编　周树生　周　敏
副主编　鲁卫华　孙　昀　汪华学

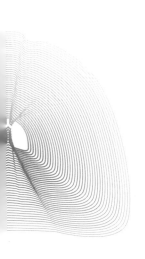

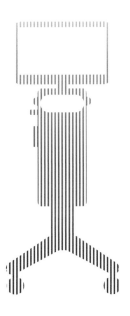

中国科学技术大学出版社

内 容 简 介

　　本书从临床实践出发,力求解决机械通气实际存在的问题。内容力求精简,并用名词解释、表格、流程图等清晰展示相关知识。主要内容包括机械通气基础知识、呼吸机基础知识、基础通气模式、初始参数设置、参数的调整、人机不同步识别、报警的处理流程、气道温湿化、机械通气的雾化、呼吸力学的监测、肺复张和PEEP滴定的流程、撤机流程、经鼻高流量氧疗HFNC、无创通气以及不同疾病的参数设置原则等。

　　本书可为急危重医生正确地使用呼吸机提供指导和帮助。

图书在版编目(CIP)数据

机械通气实用手册 / 周树生,周敏主编 . -- 合肥:中国科学技术大学出版社,2024.9. -- ISBN 978-7-312-06104-2

Ⅰ. R459.6-62

中国国家版本馆CIP数据核字第2024ZJ2893号

机械通气实用手册

JIXIE TONGQI SHIYONG SHOUCHE

出版	中国科学技术大学出版社
	安徽省合肥市金寨路96号,230026
	http://press.ustc.edu.cn
	https://zgkxjsdxcbs.tmall.com
印刷	合肥华苑印刷包装有限公司
发行	中国科学技术大学出版社
开本	880 mm×1230 mm　1/32
印张	4.375
字数	108千
版次	2024年9月第1版
印次	2024年9月第1次印刷
定价	39.00元

机械通气实用手册

编委会

张美君　皖南医学院第一附属医院弋矶山医院

陈　剑　中国科学技术大学附属第一医院(安徽省立医院)

陈园园　安庆市立医院

邵　敏　安徽医科大学第一附属医院

罗晓明　安徽医科大学第一附属医院

金　魁　中国科学技术大学附属第一医院(安徽省立医院)

金丹群　安徽省儿童医院

郑绍鹏　黄山市人民医院

赵晶晶　合肥市第二人民医院

查　渝　中国科学技术大学附属第一医院(安徽省立医院)

柳　青　蚌埠医科大学第二附属医院

侯有华　淮南新华医疗集团新华医院

姜小敢　皖南医学院第一附属医院弋矶山医院

姚　莉　合肥市第二人民医院

晋小祥　马鞍山十七冶医院

顾怀金　淮北市人民医院

钱贝丽　亳州市人民医院

徐月文　宣城市中心医院

徐非凡　池州市人民医院

高志凌　安徽中医药大学第一附属医院

陶小根　中国科学技术大学附属第一医院(安徽省立医院)

黄　羽　中国科学技术大学附属第一医院(安徽省立医院)

曹利军　安徽医科大学第二附属医院

鹿中华　安徽医科大学第二附属医院

程储记　安庆市立医院

鲁厚清　铜陵市人民医院

童文佳　安徽省儿童医院

颜秀侠　亳州市人民医院

PREFACE
前言

近年来,随着我国现代医学的快速发展,我国的重症医学专业也呈现出一片欣欣向荣、快速发展的景象。随着等级医院的建设和评审逐步完善,每个三级,甚至二级综合医院,都建设有规范化的重症医学科,特别是在一些经济发达地区。各种前沿的临床技术和医学的理论实践在这里交汇,如机械通气技术、床旁超声、ECMO、PICCO等核心技术,上演着一次又一次与死神的赛跑。作为一个年轻的学科,在各级卫生部门的大力支持下,重症医学科经历了快速成长和建设,终于有了今天这样辉煌的发展局面。

安徽省的各级医院的重症医学也得到了快速发展,目前全省16个地级市的医院,包括县级医院,已建有185个规范的重症医学科,总床位达5339张,共有从业医务人员8437人,基本做到了全省二级以上的医院全覆盖,极大地满足了人民群众的就医需求。

本书是安徽省医师协会重症医学医师分会机械通气培训师资团队为全面提升从事急诊、重症等相关专业的临床医护人员机械通气临床应用能力而编写的一本实用手册。安徽省医师协会重症医学医师分会机械通气培训师资团队于2022年7月17日通过从全省多家医院的年轻医师中选拔而组建。团队成员包括合肥市第一人民医院丁斌,皖南医学院弋矶山医院张美君,安庆市立医院陈园园,中国科学技术大学附属第一医院黄羽、张霖,德驭医疗马鞍山总医院晋小祥,安徽医科大学第二附属医院鹿中华，蚌埠医科大学第二附属医院柳青，亳州市人民医院钱贝丽，安徽省儿童医院童文佳，合肥市第二人民医院伍银银，黄山市人民医院郑绍鹏，安徽医科大学第一附属医院张玲、刘善青。自师资团队成立后，首先对团队成员进行了严格的内部培训，规范了师资团队的培训演示文稿，全面实现了省内培训的标准化。目前团队已在全省范围内开展多期培训班，培训人员达300余人次。

本书从临床实践出发，力求解决机械通气实际存在的问题。内容力求精简，并用名词解释、表格、流程图等清晰展示相关知识，是为临床医护人员提供的一本实用、全面的口袋书。愿本书能够为读者提供更多有益的参考和帮助。

本书在编写过程中，得到了中国科学技术大学出版社、安徽省医师协会重症医学医师分会机械通气培训师资团队所在医院及科室的大力支持，呼吸机生产和销售公司也为本手册提供了大量有关呼吸机的资料，在此一并致以衷心的感谢。

由于作者的水平有限，手册中不妥或错误之处在所难免，敬请各位专家、学者和读者不吝赐教，以期再版修正。

安徽省医师协会重症医学医师分会

周树生

2024年8月

CONTENTS
目录

第1章
机械通气基础知识 ⌄⌄

1.1 相关生理知识

1. 呼吸

机体与外环境之间的气体交换,包括外呼吸、气体在血液中的运输、内呼吸。一般说的呼吸为外呼吸,包括肺通气和肺换气。肺通气是肺泡和空气之间的气体交换,直接影响肺泡内的氧分压和二氧化碳分压;肺换气是肺泡和肺毛细血管间的气体交换,最终影响动脉的氧分压和二氧化碳分压。

2. 肺通气动力

呼吸中枢产生冲动,经膈神经传至膈肌、肋间外肌,肌肉收缩后胸廓的上下径(膈肌收缩)、前后径(肋间外肌收缩)扩大,使胸腔内压力下降,进而肺泡压下降,造成气道和肺泡产生压力差,吸气进入肺部。

3. 肺通气阻力

吸气后气体先进入气道,与狭窄的气道间的摩擦力为气道阻力,气道内产生的阻力还包含黏滞阻力(扩张气道和肺的同时需要推动周边组织的力)和惯性阻力,临床上一般忽略不计。气体通过气道后进入肺泡,需要克服肺和胸廓的回弹,即弹性阻力。

4. 气道阻力

气道阻力(air way resistance, R_{aw})的大小与气流的形态、气体的性质、气道的长度及气道内径相关。在层流状态下,$R_{aw}=8\eta L/(\pi R^4)$,其中 η 为气体的黏滞系数,与气体的分子量相关,比如氦气的黏滞系数较低,可以产生更低的气道阻力,L 为气道长度,R 为气道内径。可见,气道内径的微小变化可以产生较大的气道阻力改变。吸气和呼气都经过气道,所以气道阻力既是吸气阻力也是呼气阻力,由于呼气时气道变小,甚至塌陷(如COPD),所以呼气时气道阻力更大。

5. 弹性阻力

弹性阻力(elastic resistance)包括肺的弹性阻力和胸廓的弹性阻力。弹性指的是物体形变后回弹力的大小,侧重的是力的变化,而顺应性(compliance)指的是给予一定的力后其形变的大小,如果在呼吸系统上,就是给予一定的力可以产生的潮气量的大小,侧重于容积的变化。所以弹性和顺应性是互为倒数的关系:

$$E=\Delta P/\Delta V, \quad C=\Delta V/\Delta P, \quad E=1/C$$

弹性是力的大小,所以呼吸系统(E_{rs})弹性等于肺弹性(E_L)加上胸廓弹性(E_{cw}),即

$$E_{rs}=E_L+E_{cw}=1/C_L+1/C_{cw}$$

6. 肺弹性阻力

肺弹性阻力包括肺泡纤维的回弹力(占1/3)和肺泡表面张力(占2/3)。肺泡弹性纤维破坏时(比如 AECOPD),肺弹性阻力下降;肺泡表面张力是由于肺泡表面存在气液平面,液体的回缩产生的压力。压力的大小和肺泡大小成反比,肺泡塌陷和不张程度越重,表面张力越大,需要越大的压力才能使

肺泡复张。表面张力的另一个影响因素是肺泡表面活性物质,该物质可以减少表面张力,其减少或灭活(比如新生儿透明膜病变、ARDS)会增加表面张力,使肺泡塌陷。肺弹性阻力是吸气的阻力、呼气的动力。

7. 胸廓弹性阻力

生理状态下,平静呼气末胸廓处于平衡位,不产生弹性阻力。吸气时,胸廓扩张产生弹性阻力,是吸气的阻力、呼气的动力。在深呼气时,胸廓缩小,弹性阻力向外,是吸气的动力、呼气的阻力。正压通气时,胸廓弹性阻力是吸气的阻力。肺和胸廓之间是胸膜腔,两者之间的方向和大小决定了胸腔内压力的大小。

8. 潮气量

潮气量(tidal volume,TV)是每次呼吸时吸入或呼出的气体量,分为吸气潮气量和呼气潮气量。潮气量和呼吸频率决定了肺通气量,也就是分钟通气量(minute volume),正常成人平静呼吸时6~9 L/min。

9. 功能残气量

功能残气量(functional residual capacity,FRC)是平静呼气末时的肺容积,正常成人为2.5~3 L,占肺总量的40%,与性别和身高相关。机械通气时由于使用了呼气终末正压(PEEP),称其为呼气末肺容积(end-expiratory lung volume,EELV),临床上经常混用。FRC的存在是由胸腔内负压、肺内不被吸收的空气部分及肺泡表面活性物质等维持。机械通气时由于胸腔内正压、应用高浓度氧及表面活性物质的灭活等因素,肺泡塌陷、不张,FRC下降,所以临床上通过增加PEEP维持FRC,改善氧合。

10. 肺活量

肺活量(vital lung capacity,VC)是深吸气后呼出的气体量,是潮气量、补吸气量(expiratory reserve volume, ERV)、补呼气量(inspiratory reserve volume, IRV)之和。正常成人男性约3500 mL,女性约2500 mL,临床上可用于评估呼吸肌肉力量的指标。

11. 肺泡通气量

肺通气过程中,吸入气体参与肺换气的部分为肺泡通气量,未参与的部分为无效腔通气量。生理状态下无效腔量占潮气量的1/3,肺泡潮气量约350 mL,而FRC约3000 mL,所以每次呼吸肺泡内气体更新约1/10。肺泡通气量=(潮气量-无效腔量)×呼吸频率,临床上浅快呼吸(小潮气量、高呼吸频率)往往分钟通气量正常甚至偏高,但是由于大部分是无效腔通气,所以有效的肺泡通气量会明显下降。

12. 无效腔通气

每次吸入的气体未参与气体交换的部分,包括解剖无效腔和肺泡无效腔两部分。解剖无效腔指口鼻腔到传导支气管内的气体,这部分气体在吸气前为富含二氧化碳而氧含量少的上次呼出的气体,吸气时这部分气体先进入肺内,影响氧气的摄入;呼气时解剖无效腔内为上次吸气时的空气,无二氧化碳而富含氧气,这部分气体先呼出后才能排出肺泡内气体,所以会影响二氧化碳的排出。肺泡无效腔指的是进入肺泡的气体而没能参与气体交换的部分。解剖无效腔和肺泡无效腔共同组成了生理无效腔,生理状态下肺泡无效腔很小,生理无效腔主要是解剖无效腔,其大小与身高和性别相关(即理想体重IBW),约2.2 mL/IBW,成人约150 mL。临床上解剖无效腔一般是固定不变的,无效腔通气的增加往往来源于肺泡无效腔,常见使肺泡无效腔增加的原因有肺栓塞、肺泡过度膨胀(比如PEEP设置过大,PEEPi)、肺泡低灌注(休克、肺动脉高压、ECMO、心肺复苏等)。机械通气时增加的管路产生的通气部分(比如Y形管前的延长管、过滤器等)称为机械无效腔,对通气的影响类似于解剖无效腔。

13. 肺换气

肺换气的前提是有效的肺通气和充足的肺泡灌注,即合理的通气血流比。肺换气是肺泡内气体和肺毛细血管之间的气体交换,换气的动力是气体之间的压力差(在肺泡内: P_AO_2 100 mmHg、P_ACO_2 40 mmHg,肺动脉内为静脉血: P_vO_2 40 mmHg、P_vCO_2 46 mmHg)。气体交换的速率除了与压力差相关外,还与气体的弥散能力有关。肺换气最终影响的是动脉氧和二氧化碳分压,由于二氧化碳弥散能力强,所以主要影响的是氧分压,使肺泡和动脉氧分压的差值($P_{A-a}O_2$)增加。

14. 弥散系数

气体的溶解度与分子量的平方根的比值为弥散系数,CO_2 在血浆内的溶解度(52 mL/dL)大约是 O_2(2.2 mL/dL)的24倍,而 CO_2 的分子量略大,故 CO_2 的弥散能力是 O_2 的20倍。所以,临床上出现换气障碍,主要表现是缺氧。

15. 肺泡氧分压

肺泡氧分压的计算公式如下:

$$P_AO_2=(P_B-47)\times FiO_2-P_aCO_2/R$$

其中 P_B 为大气压力760 mmHg,47 mmHg 为肺泡内水蒸气压力,FiO_2 为吸入气体中氧浓度分数,R 为呼吸商,P_aCO_2/R 为机体消耗的氧气(生理状态下 P_aCO_2 为 40 mmHg,R 为0.8)。生理状态下肺泡氧分压最高为 100 mmHg。

16. 动脉氧分压

受肺通气和肺换气的共同影响,动脉氧分压等于肺泡氧分压减去由于肺换气造成的肺泡和动脉氧分压差值($P_{A-a}O_2$)。即

$$P_aO_2=P_AO_2-P_{A-a}O_2=(P_B-47)\times FiO_2-P_aCO_2/R-P_{A-a}O_2$$

17. 肺泡二氧化碳分压

二氧化碳弥散能力强,所以

$$P_ACO_2 = P_aCO_2 = 0.863 \times VCO_2/(MV - MVd)$$

其中 VCO_2 为每分钟二氧化碳产量,MV 为分钟通气量,MVd 为无效腔通气量。

18. 血氧容量

血氧容量是 100 mL 血液充分氧合后的最大携氧量,1 g 血红蛋白(Hb)充分氧合可结合 1.34 mL 氧气,正常成人 Hb 约为 15 g/dL,血氧容量约为 20 mL/dL。

19. 血氧含量

血氧含量(oxygen content,CO_2)是 100 mL 血液中含有的氧量,包括物理溶解和化学结合两部分,正常时物理溶解的氧仅为 0.3 mL/dL。化学结合的氧与血红蛋白、血红蛋白氧饱和度有关。

动脉氧含量(C_aO_2)= $1.34 \times Hb \times S_aO_2 + 0.003 \times P_aO_2$,正常动脉氧含量约为 20 mL/dL。

混合静脉氧含量(C_vO_2)= $1.34 \times Hb \times S_vO_2 + 0.003 \times P_vO_2$,正常静脉氧含量约为 15 mL/dL,动静脉氧含量差反映组织摄氧能力,正常约为 5 mL/dL。

20. 血氧饱和度

血氧饱和度(oxygen saturation of hemoglobin,SO_2)是血液中氧合的 Hb 占总 Hb 的百分数,约等于血氧含量/血氧容量。血氧饱和度主要取决于氧分压,两者的关系曲线为氧解离曲线。

21. 二氧化碳的运输

成人安静状态下,每分钟氧耗约为 250 mL,产生二氧化碳约 200 mL。进入血液中的 CO_2 主要以物理溶解和化学结合两种形式运输。其中物理溶解仅占比7.5%,化学结合包括碳酸氢盐(75%)和氨基甲酰血红蛋白(17.5%)两种。由于与血红蛋白结合的量占比很少,所以血液中二氧化碳的含量不能像计算氧含量那样用氧饱和度来计算。

22. 氧和二氧化碳运输的互相影响

高CO_2会使氧解离曲线右移,同样的氧分压下氧饱和度更低,释放到组织中的氧气增加,使组织更有利于摄取氧,这种CO_2对氧气结合的改变称为**波尔效应**。氧浓度升高使血红蛋白结合的CO_2释放增加,造成血液中CO_2分压增加(AECOPD患者吸高浓度氧后CO_2分压增加的重要原因之一),在肺泡中,高氧浓度有利于CO_2的排出。氧浓度的变化对二氧化碳运输的影响被称为**何尔登效应**。

1.2　相关病理生理知识

1. 低氧和缺氧

低氧(hypoxemic)指的是动脉氧分压低于正常值(成人正常值=(100-0.32×年龄)±5),低于60 mmHg(无二氧化碳潴留)为Ⅰ型呼吸衰竭;缺氧(hypoxia)指的是由于氧供不足或者氧利用障碍造成的组织代谢障碍,临床上一般分为:低张性缺氧(乏氧性)、血液性缺氧、循环性缺氧、组织性缺氧,机械通气能纠正的是大部分低张性缺氧。

2. 氧供(oxygen delivery, DO₂)

氧供(oxygen delivery, DO_2)是单位时间内心脏通过血液向外周组织提供的氧输送量,氧供等于氧含量与心排量(CO)的乘积:

$$DO_2 = C_aO_2 \times CO \times 10$$
$$= (1.34 \times Hb \times S_aO_2 + 0.003 \times P_aO_2) \times CO \times 10$$

动脉的氧含量约为20 mL/dL,心排量约为5 L/min,所以DO_2约为1000 mL/min。

3. 氧耗(oxygen consumption, VO₂)

氧耗(oxygen consumption, VO_2)是单位时间机体的氧消耗量,动静脉的氧含量差($C_{a-v}O_2$)为组织摄取的氧,氧耗等于动静脉氧含量差与心排量的乘积:

$$VO_2 = C_{a-v}O_2 \times CO \times 10$$
$$= [1.34 \times Hb \times (S_aO_2 - S_vO_2)$$
$$+ 0.003 \times (P_aO_2 - P_vO_2)] \times CO \times 10$$

溶解的氧含量较少,氧耗可以简化为

$$VO_2 = C_{a-v}O_2 \times CO \times 10$$
$$= [1.34 \times Hb \times (S_aO_2 - S_vO_2)] \times CO \times 10$$

静脉氧含量约15 mL/dL,生理状态下氧耗约250 mL/min。由上式进行转化,可得

$$S_vO_2 = 1 - VO_2/(1.34 \times Hb \times S_aO_2 \times CO \times 10)$$

混合静脉氧饱和度反映了氧供和氧耗之间的关系。

4. 低张性缺氧

由于动脉氧分压低,造成氧饱和度下降,氧含量下降,氧供不足产生的组织缺氧。产生低张性缺氧的原因主要有:① 吸入氧分压过低,主要见于高原反应;② 外呼吸功能障碍,通气功能障碍引起的低通气及换气功能障碍引起的弥散和 V/Q 失调、肺内分流;③ 肺外的分流,比如室缺和房缺。

5. 呼吸衰竭

呼吸衰竭(respiratory failure)指各种原因引起的肺通气和(或)换气功能障碍,在静息呼吸吸入空气时,出现低氧血症伴或不伴二氧化碳潴留,从而引起的病理改变及临床表现综合征。呼吸衰竭的诊断依赖于血气分析,P_aO_2低于60 mmHg伴或不伴P_aCO_2大于50 mmHg,在排除肺外因素(如心内分流

或低心排等)可诊断为呼吸衰竭。当给予吸氧时,可用呼吸衰竭指数(respiratory failure index,RFI)作为诊断指标,RFI= P_aO_2/FiO_2,如RFI≤300,可诊断为呼吸衰竭。

6. 肺通气功能障碍

通气功能障碍可使肺泡通气量不足引起呼吸衰竭,包括限制性通气不足和阻塞性通气不足。限制性通气不足:吸气时肺泡或者胸廓的扩张受到限制引起的肺通气不足。原因有:① 呼吸肌活动障碍;② 胸廓顺应性下降;③ 肺顺应性下降;④ 胸腔积液和气胸,整体的表现是气体"进难出易"。阻塞性通气不足:分为中央型气道阻塞和外周型气道阻塞。中央型气道阻塞指的是阻塞部位在隆突以上,若阻塞部位在胸腔外(比如声带水肿),表现为吸气性呼吸困难,若在胸腔内的大气道则表现为呼气性呼吸困难。外周型气道阻塞常见的疾病是慢性阻塞性肺疾病,外周气道在吸气时由于胸腔内压力下降,气道扩张,阻力下降,而呼气时胸腔内压力增加,气道缩小甚至闭合,呼气阻力明显增加,主要表现是呼气性呼吸困难,特点为气体"进易出难"。肺通气不足会造成肺泡氧分压下降、二氧化碳分压增加,进而产生动脉氧分压下降、二氧化碳分压增加,最终出现Ⅱ型呼吸衰竭(图1.1)。

7. 肺换气功能障碍

换气功能障碍包括弥散障碍、通气血流比例失调和解剖分流增加。

(1)弥散障碍 常见原因:① 肺泡膜面积减小(肺不张、实变,肺叶切除);② 肺泡膜厚度增加(肺纤维化、肺水肿);③ 弥散时间缩短(心排量增加)。

(2)通气血流比例(即 V/Q)失调 包括 V/Q 降低和 V/Q 增加。

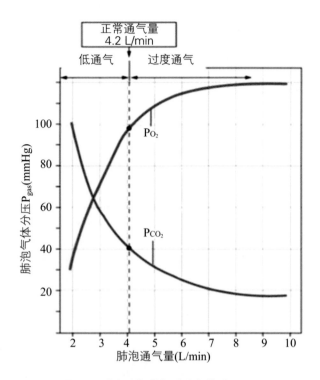

图1.1 肺泡通气量与肺泡气体分压

① V/Q降低原因有肺通气障碍造成的肺泡低通气和肺血流过度增加。这两者均会造成部分肺泡内气体不能充分氧合而进入动脉,类似于分流的效果,称为功能性分流,使动脉氧分压下降。

② V/Q增加主要见于肺泡血流减少(肺动脉收缩、肺血管栓塞、低血压)或者肺泡过度膨胀(PEEP过高、PEEPi)。这些情况使该部位的肺泡不能产生充分的气体交换,形成类似无效腔的效果,称为无效腔样通气。无效腔样通气部位的血管内氧分压下降,血管收缩,该部位的血液会流向正常通气的肺组织,使正常通气肺组织 V/Q 下降,产生功能性分流,造成低氧血症。

（3）解剖分流增加　生理状态下支气管静脉未经过肺泡氧合直接进入左心,这种完全不经过气体交换的血液称为解剖分流,也称为真性分流。肺实变、肺不张时,肺泡完全失去通气但仍有血流,这部分血流未经氧合进入动脉,类似解剖分流。解剖分流大于30%即可产生顽固性低氧血症,给予高浓度氧可以鉴别功能性分流和解剖分流。

1.3　血气分析基础知识

血气分析与呼吸生理的关系如图1.2所示。

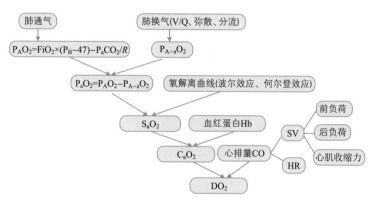

图1.2　血气分析与呼吸生理的关系

1. 氧合分数和氧合指数

（1）氧合分数(P/F)即吸氧时评价呼吸衰竭的指标(也称为呼吸衰竭指数)。现常被说成氧合指数,其值为动脉氧分压除以吸入氧浓度。由于肺通气和肺换气共同影响动脉氧分压,如果患者通气正常,则P/F可以反映患者的换气功能;如果存在通气障碍(比如AECOPD)则不能用P/F评价患者的换气功能。真正评价换气功能的指标是肺泡动脉氧分压差

$(P_{A-a}O_2)$。

（2）氧合指数（OI）=（MAP×FiO$_2$/P$_a$O$_2$）×100,评估维持氧合所需要的通气支持强度;目前主要用于指导新生儿及儿科患者启动ECMO治疗的时机,评估肺动脉高压新生儿的低氧血症的严重程度,指导治疗干预时机,比如是否需要吸入NO等。

2. 何为酸碱?

（1）酸指的是H$_2$CO$_3$,又称挥发酸,主要从肺代谢,碱指的是碳酸氢盐,主要从肾脏代谢,两者相互转化关系:CO$_2$+H$_2$O$\Longleftrightarrow$H$_2$CO$_3$$\Longleftrightarrow$H$^+$+HCO$_3^-$。

（2）HCO$_3^-$/P$_a$CO$_2$比值决定了酸碱程度;HCO$_3^-$的变化与肾脏有关,称为代谢性酸碱失衡,P$_a$CO$_2$的变化与肺有关,称为呼吸性酸碱失衡。pH正常值为7.35～7.45,小于7.35为酸中毒,大于7.45为碱中毒,pH在正常范围不代表没有酸碱紊乱,既可能是完全代偿的酸碱失衡,也可能是双重的酸碱失衡。

3. 何为代偿,如何判断代偿?

（1）当出现呼吸性酸碱失衡时（肺功能排出CO$_2$障碍）,肾脏会进行代偿,帮助维持pH（HCO$_3^-$/P$_a$CO$_2$比值）在正常范围,即HCO$_3^-$/P$_a$CO$_2$变化方向一致（肺和肾脏互相帮助）;反之亦然。呼吸的代偿比较迅速,而肾脏的代偿缓慢。

（2）肺和肾脏的代偿是有范围的,在代偿范围内为单纯性酸碱失衡（若pH正常为完全代偿,如果pH异常为失代偿或部分代偿）,代偿公式见表1.1。

（3）代偿是有极限的,超出代偿极限即表明存在双重酸碱失衡。

4. 双重酸碱失衡有几种?

（1）单纯的酸碱失衡时,HCO$_3^-$和P$_a$CO$_2$变化的方向一定是一致的,继发的改变小于原发的改变（继发的代偿有一定的

范围),如果超过代偿范围就会存在双重酸碱失衡。

表1.1 酸碱失衡的代偿公式

类型	原发改变	继发改变	代偿公式	误差	代偿极限
代酸	$\downarrow HCO_3^-$	$\downarrow P_aCO_2$	$P_aCO_2=1.5\times HCO_3^-+8$	±2	10 mmHg
代碱	$\uparrow HCO_3^-$	$\uparrow P_aCO_2$	$P_aCO_2=40+0.7\times HCO_3^-$	±5	55 mmHg
呼酸(急性)	$\uparrow P_aCO_2$	$\uparrow HCO_3^-$	$HCO_3^-=24+0.1\times \Delta P_aCO_2$	±1.5	30 mmol/L
呼酸(慢性)			$HCO_3^-=24+0.35\times \Delta P_aCO_2$	±3	42~45 mmol/L
呼碱(急性)	$\downarrow P_aCO_2$	$\downarrow HCO_3^-$	$HCO_3^-=24-0.2\times \Delta P_aCO_2$	±2.5	18 mmol/L
呼碱(慢性)			$HCO_3^-=24-0.5\times \Delta P_aCO_2$	±2.5	12~15 mmol/L

(2) HCO_3^- 和 P_aCO_2 变化的方向如果相反就一定存在双重酸碱失衡。

(3) 单纯酸碱失衡为4种:呼酸、呼碱、代酸、代碱,理论上两两组合有6种双重酸碱失衡。呼酸和呼碱不可能同时存在(P_aCO_2 不可能既高又低),如果以 HCO_3^- 的变化为标准,则代酸和代碱也不可能同时存在。临床上常见的乳酸、酮症酸中毒可以合并代碱,这些不是由 HCO_3^- 的变化引起的代酸称为高AG代酸。所以双重酸碱失衡一共有5种。

5. 何为AG,如何计算?

AG(阴离子间隙)=未测定阴离子-未测定阳离子,正常值为(12±4) mmol/L。根据电荷守恒原理:Na^++未测定的阳离子=Cl^-+HCO_3^-+未测定的阴离子。

$$AG = Na^+ - Cl^- - HCO_3^-$$

6. AG 里面有哪些阴离子,AG 如何应用?

（1）乳酸、丙酮酸、尿酸、磷酸、甘油酸、乙酰乙酸、β-羟丁酸等非挥发酸（HA）的氢离子和碳酸氢根离子结合,产生大量的阴离子（A^-)（乳酸根、尿酸根等),并造成碳酸氢根离子下降。

$$HA \rightleftharpoons H^+ + A^-$$

$$H^+ + HCO_3^- \rightleftharpoons H_2CO_3 \rightleftharpoons H_2O + CO_2$$

（2）机体产生一个非挥发性酸 HA,解离出一个阴离子（A^-)和一个氢离子,每个氢离子消耗掉一个碳酸氢根,所以阴离子的增加值和碳酸氢根离子的下降值是一致的:$\Delta AG = \Delta HCO_3^-$。

（3）机体在产生非挥发性酸前的 HCO_3^- ＝实测的 HCO_3^- ＋被非挥发性酸消耗掉的 HCO_3^- ＝实测的 HCO_3^- ＋ΔHCO_3^- ＝实测的 HCO_3^- ＋ΔAG。

（4）根据上述计算的值可以推算出患者在产生非挥发性酸中毒（高 AG 代酸）前是否合并代酸或代碱。

高 AG 代酸

合并代酸 22≥预测 HCO_3^- ＝实测碳酸氢根＋ΔAG≥27 合并代碱

7. 代酸补充碳酸氢钠的注意事项

① pH≥7.2 慎用;② 呼吸性酸中毒慎用;③ AG 增高型酸中毒慎用;④ 碱剩余（BE）负值每增加 1 mmol/L,补 0.3 mmol/kg 碳酸氢钠。

第2章
呼吸机基础知识

2.1 呼吸机基础知识

1. 呼吸机分类

（1）根据患者类型，分为成人呼吸机、小儿呼吸机、新生儿呼吸机。

（2）根据连接方式（漏气补偿能力），分为有创呼吸机、无创呼吸机。

（3）根据驱动方式，分为气动气控呼吸机、电动电控呼吸机、气动电控呼吸机。

（4）根据呼吸频率范围，分为常频呼吸机、高频呼吸机（高频震荡、高频喷射）。

（5）根据使用场景，分为重症治疗呼吸机、急救转运呼吸机、麻醉呼吸机等。

（6）根据应用场景，分为 MRI 用呼吸机、高压氧舱呼吸机。

2. 呼吸机使用流程

呼吸机使用流程如图 2.1 所示。

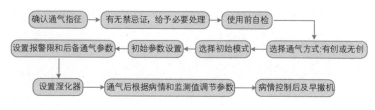

图 2.1　呼吸机使用流程

3. 机械通气适应证(目的)

(1)改善肺泡通气,纠正急性呼酸。

(2)纠正低氧血症,改善组织氧合。

(3)降低呼吸功,缓解呼吸肌疲劳。

(4)防治肺不张。

(5)确保镇静、肌松药物的安全使用。

(6)紧急降低颅内压(过度通气)。

(7)稳定胸壁。

4. 机械通气的禁忌证

机械通气无绝对禁忌证,以下为相对禁忌证。

(1)张力性气胸、纵隔气肿未进行引流。

(2)肺大疱及肺囊肿。

(3)呼吸道严重灼伤。

(4)严重肺出血。

(5)气管食管瘘。

(6)未纠正的休克。

5. 呼吸机自检的目的

呼吸机自检时需要回路密闭,呼吸机会依次检测吸气阀、呼气阀、传感器、氧电池以及回路的密闭性、阻力和顺应性。通过自检确保呼吸机可以安全使用,检测的回路参数可以用于潮气量、压力补偿,确保机器运行的精准性。

6. 流量传感器有哪几种?

根据流量传感器的测量原理,常见的有三种(表2.1):

(1) 压差式流量传感器;

(2) 热丝式流量传感器;

(3) 超声流量传感器。

表2.1　传感器类型及其特点

	使用厂家	精度	寿命	费用	清洁消毒
热丝式	德尔格 美敦力 迈瑞	8%~10%	短 金属丝易断	较高	浸泡消毒(不可冲) 气体消毒 高温高压消毒
超声式	迈柯唯	8%	一般 怕碰撞冲击	很高	浸泡消毒 气体消毒
压差式	康尔福盛 哈美顿 迈瑞	8%~15%	长	低	浸泡消毒 气体消毒 高温高压消毒 (部分)

7. 氧浓度监测方式有哪几种?

(1) 化学氧电池　临床应用最多,价格低,需定期校准和更换。

(2) 顺磁氧电池　无需更换和校准,价格较昂贵。

(3) 超声氧电池　无消耗,无需校准,价格较贵。

8. 机械通气的湿化方式有哪几种?

机械通气的湿化分为主动湿化和被动湿化。

(1) 被动湿化　气管插管前增加人工鼻进行湿化,一般用于短期机械通气(如转运),湿化效果较差。如患者分泌物较多、咯血、痰液黏稠、分钟通气量较大时不建议使用。

(2) 主动湿化　通过湿化罐加热进行主动湿化,根据有无温度反馈分为非伺服式主动湿化和伺服式主动湿化。

① 非伺服式主动湿化:在湿化罐上直接设定温度,由于气体在回路内温度下降,容易产生积水,需及时清理。

② 伺服式主动湿化:在吸气端靠近 Y 形连接管处前进行温度监测,通过自动调整湿化罐内温度,及管路内的加热丝进行持续加热,保证吸入的气体为 37 ℃。由于管路内无温度下降,所以不产生积水。

9. 机械通气的雾化方式有哪些?

(1)气动雾化 临床使用较多,呼吸机自带的气动雾化与吸气同步,增加药物利用效率,不干扰送气;外接氧源雾化时额外的持续气流会增加潮气量和氧浓度,造成呼气相的雾化药物的浪费,同时额外的持续气流还会引起患者的触发困难。气动雾化产生的颗粒较大,雾化效果一般。

(2)超声雾化 超声雾化时会产生热量,可能造成雾化药物的变性,故现很少应用。

(3)振动筛孔雾化 同超声雾化原理,由于雾化颗粒小,雾化效果较好,价格偏贵。

机械通气上机流程见表2.2。

2.2 呼吸机相关基础知识

1. 机械通气时吸气过程分为哪三个阶段?

(1)触发 呼吸机什么时候开始送气。

(2)维持(控制) 呼吸机以什么方式送气(控制流速的方式)。

(3)切换 呼吸机什么时候停止送气。

2. 如何理解触发?

触发决定呼吸机何时开始送气,根据患者有无自主呼吸,触发分为机器触发(或者时间触发)和患者触发。

表 2.2　机械通气上机流程

理想体重(kg)计算公式:男=50+0.91[身高(cm)-152.4]　女=45.5+0.91[身高(cm)-152.4]		
① 适应证与禁忌证	适应证	□改善肺泡通气 □纠正低氧血症 □降低呼吸功,缓解呼吸肌疲劳 □防治肺不张 □紧急降低颅内压 □稳定胸壁
	相对禁忌证	□无 □张力性气胸/纵隔气肿需闭式引流 □肺大疱及肺囊肿 □呼吸道严重灼伤 □严重肺出血 □气管食管瘘 □未纠正的休克
	自检情况	□通过 □未通过 原因:
	人工气道	□气管插管 □型号: □气囊压力: □气管切开
	湿化	□主动湿化 □被动湿化
	导管位置确认	□是 □否
② 呼吸机准备与初始设置	初始参数 及报警限设置 初始模式及参数设置	1. 建议初始模式为容量控制通气模式;2. V_T 初始为 6~8 mL/kg;3. 吸气时间 1.0 秒;4. FiO_2 初始为 100%;5. PEEP 初始为 5 cmH₂O;6. 高压报警限 40 cmH₂O,潮气量和分钟通气量报警值设为目标值的 ±20%;7. 窒息报警时间为 15~20 秒,后备通气 VCV/PCV 按照目标 V_T 设置 V_T 或通气 PC,RR 16~20 次/分

续表

③呼吸机监测与注意事项	监测指标	生命体征	心率、血压、血氧饱和度、呼吸频率、呼气末二氧化碳
		呼吸力学监测	平台压、驱动压、气道阻力、顺应性、内源性PEEP
		辅助检查	上机后30 min血气分析:□是 □否 上机后行胸片检查:□是 □否
	注意事项		上机后迅速出现血压、SpO₂下降,常见原因:张力性气胸;内源性 PEEP;严重低血容量状态或心律失常;

医师签字:

（1）时间触发　患者无自主呼吸时,呼吸机触发送气是根据设置的呼吸频率进行。比如设置呼吸频率为10次/分,则呼吸机每6秒触发一次送气。

（2）患者触发　常用的有流速触发和压力触发。设置的触发灵敏度是患者自主呼吸努力必须要达到的阈值。

① 流速触发:患者吸气的力量必须使回路内的流量达到设置的触发灵敏度(比如3 L/min),呼吸机才能触发送气(图2.2)。如果患者吸气力量达不到则为**无效触发**。如果回路内漏气流速达到触发灵敏度也会使呼吸机送气,称为**误触发**(或自动触发)。而外接气动雾化时,额外的持续气流使患者需要增加吸气力量才能触发呼吸机,容易造成患者**触发困难**。

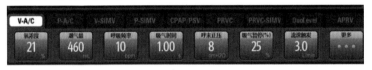

图2.2　流速触发

② 压力触发:患者吸气的力量必须使回路内的压力下降超过压力触发灵敏度,呼吸机才会触发送气(图2.3)。

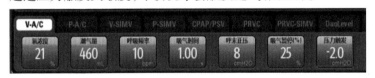

图2.3　压力触发

（3）存在PEEPi时,呼吸机必须先克服PEEPi,才能使回路内的压力和流速产生变化,因此容易出现触发困难或者无效触发。

（4）患者无自主呼吸时,呼吸机带着患者跑;患者有自主呼吸时,患者带着呼吸机跑。

3. 呼吸机送气的方式有几种?

呼吸的动力是气道和肺泡之间的压力差,产生的流速Q

等于气道压力 P_{aw} 和肺泡压力 P_{ao} 的压差除以气道阻力 R。即

$$Q=(P_{aw}-P_{ao})/R$$

由于肺泡内压力是被动产生的,呼吸机无法控制,而气道阻力往往是固定的。所以,呼吸机在送气时可以控制的只有气道压力或者送气流速。呼吸机控制送气流速称为流速控制或容量控制,控制送气压力称为压力控制。

(1) 流速控制(容量控制)(结合 $Q=(P_{aw}-P_{ao})/R$)

① 呼吸机设定流速,则随着肺泡充气,P_{ao} 增加,为保持流量不变,则 P_{aw} 增加。

② 如果患者出现自主呼吸,P_{ao} 压力下降,为保持流量不变,则 P_{aw} 下降。

(2) 压力控制(结合 $Q=(P_{aw}-P_{ao})/R$)

① 呼吸机设定气道压力(P_{aw}),随着肺泡充气,P_{ao} 增加,气道和肺泡间压力差值下降,流速 Q 会迅速下降。

② 如果患者出现自主呼吸,P_{ao} 下降,流速 Q 增加。

4. 呼吸机何时由吸气转为呼气?

呼吸机由吸气转为呼气称为切换,常用的切换方式有:时间切换、流速切换。

(1) 时间切换　控制通气(指令通气)模式,需要设置吸气时间,呼吸机送气时间由设置的吸气时间决定,吸气时间结束转为呼气(图2.4)。

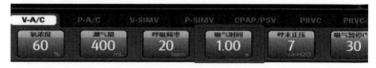

图2.4　时间切换

(2) 流速切换　在自主呼吸的压力支持模式(PSV)下,呼吸机的切换方式为流速切换,即吸气流速下降至设置的吸气峰流速百分比时(呼气触发)转为呼气(图2.5)。

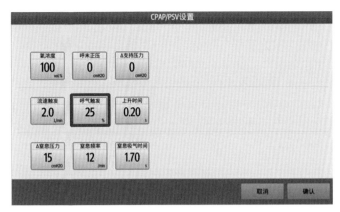

图2.5 流速切换

（3）其他切换方式

① 压力切换：容控模式下的压力报警限，气道压力一旦超过报警限，呼吸机立即由吸气转为呼气。

② 容量切换：压控模式下的容量报警限，潮气量一旦超过报警限，呼吸机立即由吸气转为呼气。

5. 方波和减速波，如何应用？

方波、减速波一般指的是在容控模式下流速的设置方式，所谓方波就是在送气过程中流速保持恒定，而减速波则是流速从峰流速线性递减。有些机器还可以设置100%减速、50%减速，100%减速就是从峰流速递减至0结束送气，50%递减是流速降至峰流速一半结束送气（图2.6）。

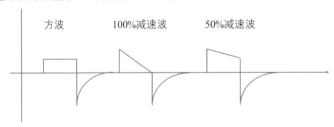

图2.6 方波与减速波

图2.6为流速-时间波形,波形下面积为潮气量,如果保持潮气量不变,从方波变成减速波,也就是从长方形变成三角形,由于底不变(吸气时间不变),则峰流速增加一倍,若从方波变成50%减速波,则峰流速增加4/3倍。

从方波变成减速波可以增加吸气峰流速,缓解流速饥渴,有利于人机同步性改善,但在进行呼吸力学测量时需要使用方波。

有时候压控模式下的压力-时间曲线,在整个吸气过程中压力保持不变,波形也称为方波。

6. 呼吸机是否控制吸呼比?

在控制通气模式中有时候会设置吸呼比,通过呼吸频率确定吸气时间。比如设置呼吸频率10次/分,吸呼比1:2,则呼吸周期为6秒,吸气时间为2秒(图2.7)。那么,在送气过程中呼吸机会保持吸呼比为1:2进行通气吗?

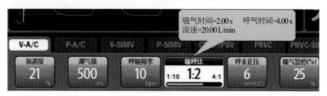

图2.7 吸呼比设置

如果患者无自主呼吸,呼吸机会保持吸呼比为1:2,一旦患者有了自主呼吸,呼吸机会保持吸气时间2秒,则呼气时间会减少。比如患者的呼吸频率为20次/分,则呼吸周期为3秒,呼气时间变成了1秒,此时的吸呼比为2:1,成了反比通气。所以,临床上建议直接设置吸气时间。

呼吸机设置吸呼比的目的是控制吸气时间,患者真实的吸呼比应该看呼吸机的监测值。

7. 吸入潮气量和呼出潮气量哪个更重要?

吸入潮气量和呼出潮气量都是呼吸机的监测值,吸入潮气量并不是患者真实的潮气量,而是呼吸机输送的气体量,至于是否进入肺内,呼吸机并不知道。

呼出潮气量监测的是从患者肺内呼出的气体量,是真正进行气体交换的潮气量。所以临床上更需关注的是呼出潮气量,潮气量报警、分钟通气量报警均指的是呼出部分。吸入潮气量和呼出潮气量的差值是漏气量。

8. 吸气阻力和呼气阻力,哪个对患者的影响更大?

吸气阻力和呼气阻力均指的是克服气道的阻力,机械通气时由于吸气和呼气回路分开,并增加各种过滤器,所以气道阻力还包括了这部分。吸气是由呼吸机提供动力,吸气阻力由呼吸机进行克服,而呼气是被动的,靠肺和胸廓的回弹,需要患者自身克服,且呼气时气道闭合、塌陷,阻力更高,容易出现呼气不全,影响通气。所以临床上更需关注患者的呼气阻力,如果发现呼气峰流速变低,呼气时间延长,需要考虑呼气阻力增加。

9. 什么是呼吸运动方程,有什么作用?

无论是机械通气还是自主呼吸,气体进入肺部需要克服气道阻力和呼吸系统的弹性阻力,自主呼吸时这部分力由呼吸肌肉收缩产生(P_{mus}),机械通气时由呼吸机提供压力(P_{aw})。

克服气道阻力的压力(类比欧姆定律):

$$P_{阻}=送气流速Flow×气道阻力R_{aw}$$

克服呼吸系统的弹性阻力的压力(类比弹簧的胡克定律):

$$P_{弹}=潮气量\Delta V×呼吸系统弹性E_{rs}$$

机械通气时,如果完全是自主呼吸,则呼吸运动方程为:

$$P_{mus}=Flow×R_{aw}+\Delta V×E_{rs}+PEEP_{总} \quad ①$$

完全控制通气时:

$$P_{aw}=Flow×R_{aw}+\Delta V×E_{rs}+PEEP_{总} \quad ②$$

机械通气存在自主呼吸时:

$$P_{mus}+P_{aw}=Flow×R_{aw}+\Delta V×E_{rs}+PEEP_{总} \quad ③$$

机械通气时,我们想通过运动方程了解患者的气道阻力和顺应性的变化,从方程③可以看出:P_{aw}呼吸机可以监测,Flow、ΔV、PEEP为设置值。一元一次方程里面有三个未知数:P_{mus}、R_{aw}和E_{rs},无法从这个方程中计算气道阻力和顺应性。

镇静、肌松时,$P_{mus}=0$

$$P_{aw}=\text{Flow}\times R_{aw}+\Delta V\times E_{rs}+\text{PEEP}_{总}$$

方程里面依然有两个未知数:R_{aw}和E_{rs},当给予吸气暂停时,Flow=0,此时的气道压力为平台压(P_{plat})

$$P_{plat}=\Delta V\times E_{rs}+\text{PEEP}_{总} \qquad ④$$

由方程④可以计算出顺应性(E_{rs}的倒数):

$$C_{rs}=1/E_{rs}=\Delta V/(P_{plat}-\text{PEEP}_{总}) \qquad ⑤$$

把方程④代入方程②,经变形可得:

$$R_{aw}=(P_{aw}-P_{plat})/\text{Flow} \qquad ⑥$$

由方程⑤和⑥可以计算出气道阻力和呼吸系统顺应性。方程④变形可得:

$$驱动压\ \Delta P=P_{plat}-\text{PEEP}_{总}=\Delta V\times E_{rs} \qquad ⑦$$

呼吸系统的弹性E_{rs}由肺弹性E_L和胸壁弹性E_{cw}组成:

$$E_{rs}=E_L+E_{cw} \qquad ⑧$$

呼吸系统的驱动压为:

$$\Delta P=\Delta V\times E_{rs}=\Delta V\times E_L+\Delta V\times E_{cw}=\Delta P_L+\Delta P_{cw} \qquad ⑨$$

方程⑨中ΔP_L为跨肺驱动压,ΔP_{cw}为跨胸壁驱动压。

无论是平台压还是驱动压,均包含了克服胸壁弹性的压力,而临床上真正需要关注的是克服肺的压力,对于胸壁弹性明显增加的患者,平台压和驱动压的限值需要适当增加。

10. 平台压如何测量,如何向上级医生汇报测量结果?

平台压指的是在容控模式下,当吸气流速为0时测量的气道压力,由于流速为0,此时的气道压力和肺内压力相等。所以平台压反映的是吸气末肺泡内压力。平台压过高说明吸气末肺泡压过高,有气压伤风险,临床上一般不超过

30 cmH$_2$O。

平台压测量时首先要镇静,在容控模式下选择恒流速方波,吸气保持 3 秒测量的气道压力为平台压。测量时注意不要给予外接雾化、回路密闭不能漏气(保证充足的气囊压力)。

$P_{plat} = \Delta V \times E_{rs} + PEEP$,影响平台压的因素有三个,只有明确了潮气量和 PEEP,才能通过平台压了解呼吸系统的顺应性。因此在向上级医生汇报平台压时需要说明给的潮气量(mL/IBW)和 PEEP。

11. 什么是驱动压?

驱动压是打开肺泡的压力,需要克服肺和胸廓的弹性阻力。在吸气开始前肺泡内压力为 PEEP$_{总}$,吸气结束时肺泡内压力为 P_{plat},两者的压力差是打开肺泡的压力。

驱动压＝克服肺的回弹力＋克服胸廓的回弹力
　　　＝吸气结束时肺泡压力－吸气开始时肺泡压力
　　　＝P_{plat}－PEEP$_{总}$

测量驱动压除了要测量平台压外,还要测量吸气开始前肺泡内压力 PEEP$_{总}$。临床上通过呼气保持可以测量 PEEP$_{总}$。对于 ARDS 这类患者 PEEP$_{总}$和设置的 PEEP 基本一致,而对于阻塞性肺疾病这类患者 PEEP$_{总}$会明显高于设置的 PEEP。

有研究表明,驱动压大于 15 cmH$_2$O 时,患者死亡率增加,目前一般控制驱动压小于 14 cmH$_2$O。但对于胸壁顺应性变差、腹腔高压的患者,需要考虑克服胸壁顺应性的压力,必要时可以通过食道压设置 PEEP,通过计算跨肺驱动压和胸壁驱动压,保障患者安全。

12. 如何测量气道阻力和顺应性?

从运动方程推导出来的 $R_{aw} = (P_{aw} - P_{plat}) / Flow$ 公式,分子为吸气相的压力,分母流用的是吸气流速,所以计算的是吸气阻力(R_i)

$$R_i = (P_{peak} - P_{plat}) / Flow$$

呼气的动力是呼气开始的肺泡内压和呼气结束时的肺泡内压的差值，即平台压－PEEP$_总$，也就是驱动压，所以呼气阻力(R_e)为

$$R_e=(P_{plat}-PEEP_总)/Flow$$

这里的流速用的是呼气峰流速。

注意：气道阻力的单位是 cmH$_2$O/(L·s)，流速的单位是 L/min，需要除以60换算成 L/s。比如60 L/min＝1 L/s。

呼吸机监测的顺应性有两个：动态顺应性(C_{dyn})和静态顺应性(C_{stat})。平时所说的顺应性指的是静态顺应性，也就是从运动方程推导出的计算公式：

$$C_{rs}=TVe/(P_{plat}-PEEP_总)$$

这里的顺应性指的就是呼吸系统静态顺应性(C_{stat})。注意这里的PEEP$_总$需要通过呼气保持测量。

动态顺应性用得较少，指的是在送气过程中总的压力变化产生的潮气量，其计算公式：

$$C_{rs}=TVe/(P_{peak}-PEEP_总)$$

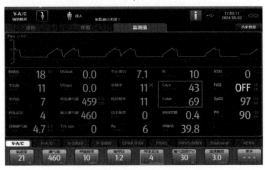

图2.8　呼吸机监测数据

13. 什么是时间常数τ？

时间常数(τ)指的是物理量从最大值衰减到最大值的1/e所需要的时间，这里的e是自然常数2.71828…。对于呼吸来说，气体被动呼出潮气量的1/e所需要的时间就是呼吸系统

的时间常数。时间常数反映的是肺充气或者排空的快慢,该值越大充气或者排空越慢,反之则越快。我们平时衡量充气或者排空往往会用流速的概念(比如毫升/秒),而时间常数的单位是秒,所以我们也可以理解为时间常数是流速的变化率。

由于机械通气的吸气相一般由呼吸机控制,特别是容量控制,吸气的流速是由呼吸机控制的,所以时间常数往往指的是呼气时间常数,也就是呼气流速的变化(图2.9)。

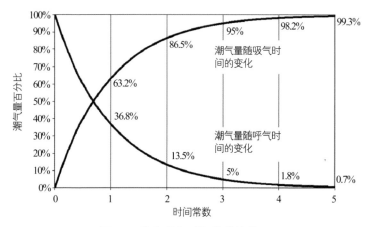

图2.9 潮气量与时间常数的关系

呼气流速的快慢取决于呼气的动力(吸气末和呼气末肺泡压的差值)和呼气的阻力的大小。而呼气的动力与顺应性 C(或者弹性 E)相关,呼气的阻力就是气道阻力(R),所以呼气时间常数(τ)受这两个因素的共同影响:

$$\tau = R/E = R \times C$$

顺应性(C)=潮气量(V_T)/驱动压(ΔP),把上面的公式变形:

$$\tau = R \times C = R \times (V_T/\Delta P) = V_T/(\Delta P/R)$$
$$= V_T/\text{Flow}_\text{峰}$$

所以可以用呼气潮气量与呼气峰流速计算出呼气时间常数。

1个时间常数使肺排空至潮气量的 1/e,也就是排空63%,2个时间常数再排空剩余潮气量至 1/e,就是排空 75%,依次计算,3个时间常数肺排空 95%,5个时间常数肺完全排空(99%)。正常人时间常数约 0.2 秒,所以肺排空很快,而 COPD 患者由于气道阻力增加,时间常数可升高至 1～1.5 秒,肺排空 95% 需要 3～5 秒,临床上为了避免呼气不完全,需要减慢呼吸频率,留足呼气时间。

14. 吸气保持有哪些作用?

吸气保持临床上主要用于测量平台压,通过平台压计算气道阻力和呼吸系统顺应性。

临床上也可以尝试将吸气保持用于:

(1)手法肺复张　比如在压控模式下,设置吸气压力为 30～40 cmH_2O,按压吸气保持(迈瑞呼吸机最长 30 秒),可以进行肺复张手法操作。

(2)测量体循环平均充盈压　吸气保持时肺内压力较高,影响静脉回流及心输出量。在不同的 PEEP 进行吸气保持,同时测量心排量和中心静脉压绘制 Guyton 曲线,进而计算体循环平均充盈压(P_{msf})(图 2.10)。

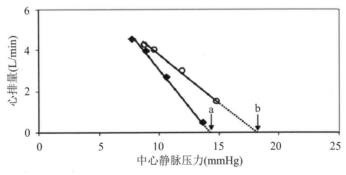

图 2.10　不同 peep 水平测量的 Guyton 曲线
PEEP 从低到高四个压力经过吸气保持后绘制的两个曲线,黑色方块绘制的直线延长后得到的 a 为此时的 P_{msf},经过去甲肾上腺素后再次用此方法测量,图中白色圆圈,得到的 b 为血管活性药物使用后的 P_{msf}。

（3）压控模式下阻力和顺应性的评估

图2.11是在P-A/C模式下通过"吸气保持"按键测量的图片,由于流量波形未到0就转入了呼气(常见于AECOPD),意味着吸气相气道压力和肺泡压力并未达到平衡,气道压力仍高于肺泡压力。此时的肺泡压力是多少呢？如果在吸气相让吸气流速归零,此时气道压力就会和肺泡内压力平衡,这个气道压力也就是压控模式下的"平台压力"。从图2.11可以看到,吸气相气道压力是17 cmH$_2$O,吸气保持后气道压力下降至13 cmH$_2$O,也就是说此时肺泡压力是13 cmH$_2$O,两者的差值4 cmH$_2$O是克服气道阻力消耗的压力。如果吸气时间不变,定期进行平台压力的测量,观察平台压和峰压差值,可以估算阻力和顺应性的变化。

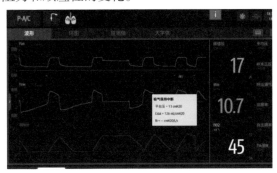

图2.11　P-A/C模式下通过"吸气保持"按键测量的图片

（4）PSV模式评估呼吸驱动

PSV模式下"吸气保持"后气道压力增加(图2.12),增加的这部分压力则反映了患者的吸气驱动(有文献称为压力肌肉指数,pressure muscular index)。这部分压力越大则反映患者的呼吸驱动越强。

15. 呼气保持有哪些作用？

临床上"呼气保持"最常用的功能是测量PEEPi或者PEEP$_总$,需要强调的是,测量时如果关闭外源性PEEP则测定的是 PEEPi,如果不关闭外源性 PEEP 则测定的是 PEEP$_{总}$。临床上我们更关注的是应用外源性 PEEP 后的 PEEP$_{总}$。

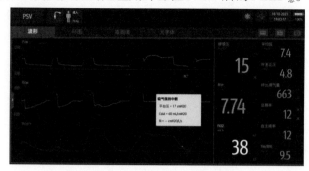

图2.12 "吸气保持"后压力增加

除了测量内源性 PEEP,呼气保持还可以用于:

(1)呼吸驱动评估 PSV 模式下,在患者自主呼吸时按下"呼气保持"键时患者仍会像往常一样吸气,造成气道压力下的下降,这个下降值可以反映患者的呼吸驱动力量。由呼气保持造成的气道压力下降值称为 P_{occ}(occluded inspiratory airway pressure),有文献研究提示该值和食道压的变化值(可反映患者的呼吸肌肉收缩压力)具有相关性(图2.13)。

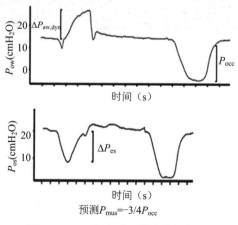

图2.13 P_{occ} 与食道压的变化值相关

（2）容量反应性评估　吸气保持时静脉回流减少，心排量下降，而如果给予呼气保持则会使胸腔内压力下降，静脉回流增加，如果患者的心排量也同步增加，则考虑患者具有容量反应性。目前，对于该方法判断的阈值是CO增加5%。应用这种方法评估容量反应性时要注意：呼气保持至少15秒，同时要有连续心排量监测（比如PICCO）（图2.14）。

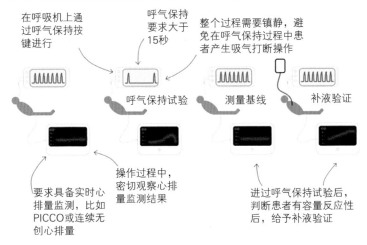

在呼吸机上通过呼气保持按键进行

呼气保持要求大于15秒

整个过程需要镇静，避免在呼气保持过程中患者产生吸气打断操作

呼气保持试验

测量基线

补液验证

要求具备实时心排量监测，比如PICCO或连续无创心排量

操作过程中，密切观察心排量监测结果

进过呼气保持试验后，判断患者有容量反应性后，给予补液验证

图2.14　呼气保持评估容量反应性流程

（3）人机不同步鉴别　临床上双触发和反向触发经常混淆，不易鉴别。可以通过呼气保持看患者气道压力的变化进行鉴别。在呼气保持时，如果气道压力没有变化，此时的双吸气为反向触发，如果呼气保持时患者的气道压力明显下降则考虑为呼吸驱动过强造成的双触发（图2.15）。

16. PV环和PV工具的区别?

PV环指的是呼吸机实时监测的气道压力容积环，称为动态PV环，临床上通过观察环的"胖瘦"了解气道阻力的变化，通过环的斜率了解顺应性的变化（图2.16）。

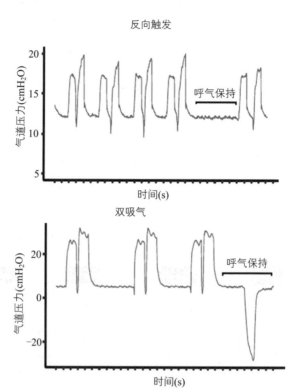

图2.15 呼气保持鉴别反向触发和双吸气

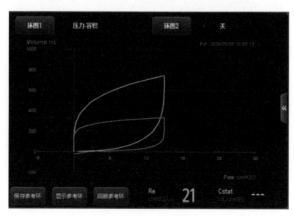

图2.16 PV 环图

　　PV 工具指的是静态 PV 曲线(准静态 PV 曲线),临床上用非常低的流速(小于 10 L/min)进行描计的 PV 环,由于流速很低,所以克服气道阻力的压力可以忽略不计,这时的气道压力就是用于克服呼吸系统的弹性阻力。

　　临床上应用 PV 曲线主要用于滴定 PEEP,通过吸气支下拐点 $+2$ cmH$_2$O 设定 PEEP,也有研究认为应该用 PV 曲线呼气支拐点设定 PEEP。也可以通过环的滞后性判断肺是否有可复张性(图 2.17)。

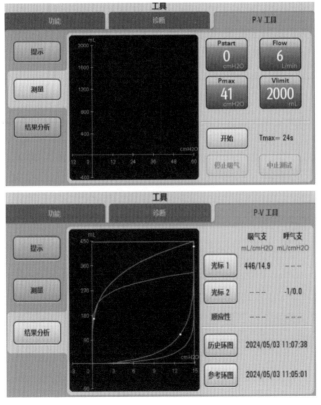

图 2.17　PV 曲线

17. 什么是牵张指数?

牵张指数(stress index)也译为应力指数。临床上用于 PEEP 的滴定。容控方波无自主呼吸时,气道压力先克服气道阻力快速上升,然后克服呼吸系统弹性阻力斜线上升。如果患者的顺应性在送气过程中保持不变,则该部分气道压力为一条斜线,而如果顺应性发生变化则会变成一条曲线(图 2.18)。

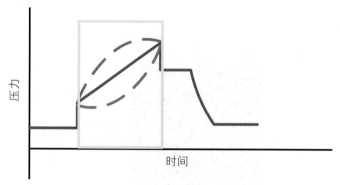

图 2.18 不同的牵张指数在压力波形上的表现

如果把这部分(图 2.18 黄框)的压力时间曲线用一个函数表示,则这个函数为

$$P_{aw} = a \cdot t^b + c$$

如果函数中 $b=1$,则压力时间为一条斜线(图 2.18 中蓝色),随着肺容积增加压力也线性增加,意味着患者顺应性不变;而如果 $b>1$,压力曲线为凹面向上的曲线(绿色),随着肺容积增加压力快速上升,肺出现了过度膨胀,考虑 PEEP 设置过大;如果 $b<1$,压力曲线为凹面向下的曲线(红色),随着肺容积增加压力缓慢上升,说明存在肺泡复张,顺应性改善,提示 PEEP 设置过小。

临床上可以通过观察牵张指数的变化滴定 PEEP,设定

PEEP使牵张指数在0.9～1.1范围为佳。

18. 呼吸机有哪些撤机的指标?

呼吸机常用的撤机指标有呼吸浅快指数(RSBI)、口腔闭合压($P_{0.1}$)、最大吸气负压(NIF)。

(1)浅快呼吸指数(RSBI)　自主呼吸频率/自主呼吸潮气量,潮气量的单位为升(L)。RSBI大于105时提示撤机失败的概率高,RSBI小于40提示撤机成功率高。

(2)口腔闭合压($P_{0.1}$)　自主呼吸,胸腔内压下降使气道压力下降。气道压力从开始(即设置的PEEP)到100 ms(即0.1 s)时的气道压力下降值为口腔闭合压(由于低于PEEP,所以为负值),该值反映的是呼吸中枢的驱动力。正常人为0.5～1.5 cmH$_2$O(绝对值),对于呼吸衰竭患者,比如AECOPD或者ARDS可高达10 cmH$_2$O。一般认为当$P_{0.1}$大于6 cmH$_2$O时,患者的中枢驱动较高,撤机困难(图2.19)。

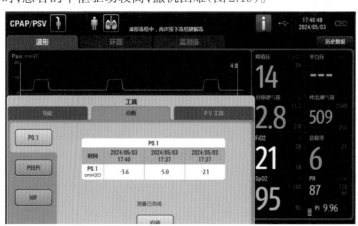

图2.19　口腔闭合压

为何$P_{0.1}$能反映呼吸中枢的驱动呢? 对于呼吸系统来说,从中枢产生冲动到膈肌收缩产生吸气一般要大于0.15秒,也就是说气道压力下降前100 ms时,呼吸肌肉收缩为等长收缩,虽然产生了胸腔内压力下降,但是胸腔容积并没有增加。这部分的压力下降不受呼吸系统阻力和顺应性的影响,只反映呼吸中枢驱动力的大小。

由于呼吸肌等长收缩产生的压力下降,并不需要克服PEEPi,所以对于AECOPD患者$P_{0.1}$的值不受影响,依然可以评估中枢驱动。

(3)最大吸气负压(NIF) 自主呼吸状态下,患者用力吸气时气道压力的下降值(NIF是负值,一般用其绝对值)。正常成人的最大吸气负压可高达$100\ cmH_2O$,临床上一般认为NIF大于$30\ cmH_2O$时,呼吸肌力恢复,可以考虑撤机(图2.20)。

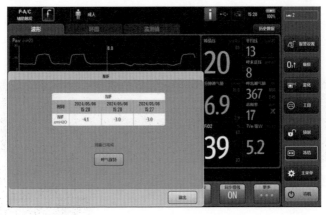

图2.20 最大吸气负压

19. 呼吸机监测的呼吸功有哪些?

呼吸机监测的呼吸功有四个:机器呼吸功、患者呼吸功、附加功、总呼吸功(图2.21)。

(1)机器呼吸功 机械通气或辅助通气时,呼吸机输送潮气量至患者肺内所做的功。

机器呼吸功=吸气时平均气道压×潮气量

（2）患者呼吸功 自主呼吸或者机械通气时，患者呼吸肌收缩产生的压力将潮气量送入肺内所做的功，反映患者的呼吸负荷。其等于呼吸肌肉收缩产生的压力（P_{mus}）与产生的潮气量乘积，是撤机的指标之一。

$$患者呼吸功＝P_{mus}×潮气量$$

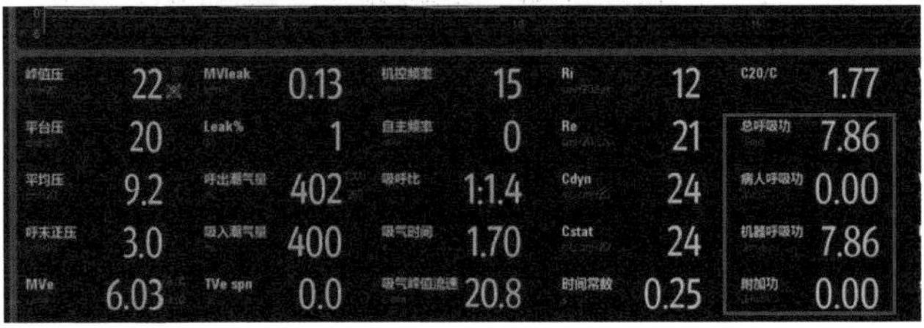

峰值压	22×	MVleak	0.13	机控频率	15	Ri	12	C20/C	1.77
平台压	20	Leak%	1	自主频率	0	Re	21	总呼吸功	7.86
平均压	9.2	呼出潮气量	402	吸呼比	1:1.4	Cdyn	24	病人呼吸功	0.00
呼末正压	3.0	吸入潮气量	400	吸气时间	1.70	Cstat	24	机器呼吸功	7.86
MVe	6.03	TVe spn	0.0	气道峰值流速	20.8	时间常数	0.25	附加功	0.00

图2.21 呼吸功

（3）附加功 附加功为患者呼吸功的一部分，是患者克服气管插管、呼吸机管道和阀门阻力所做的功。其等于PEEP和气道隆突压力之差与潮气量之积。附加功越小越好，通过增加支持压力，可以减少附加功。

（4）总呼吸功 等于机器呼吸功加患者呼吸功。

20. PEEP、PEEPi和PEEP$_{总}$的关系？

呼吸机设置的PEEP一般称为外源性PEEP，正常状态下，呼气末气流归0，肺泡内压和外源性PEEP相等。

内源性PEEP（PEEPi）是由于吸入的气体不能完全呼出，此时肺内压力高于气道压力，高出的这部分压力为内源性PEEP。临床上测量内源性PEEP时需把外源性PEEP设置为0，此时通过呼气保持测量的为内源性PEEP。

在有外源性PEEP时，通过呼气保持测量的为PEEP$_{总}$，其等于设置的外源性PEEP加内源性PEEP。而PEEP$_{总}$不能用测量的内源性PEEP加外源性PEEP进行计算。

如图2.22所示，外源性PEEP为0，通过呼气保持，测量的内源性PEEP为4 cmH$_2$O。如果此时给予外源性PEEP

6 cmH$_2$O,是不是PEEP$_总$为10 cmH$_2$O呢?

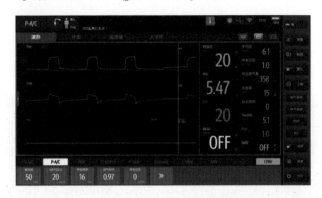

图2.22　外源性PEEP为0时测量内源性PEP

外源性PEEP设为6 cmH$_2$O后,通过呼气保持测量的PEEP$_总$为8 cmH$_2$O,并不是通过计算得到的10 cmH$_2$O,这是因为给予外源性PEEP后,呼气时气道塌陷好转,气道阻力减小,更多的气体呼出来,所以此时的内源性PEEP不再是4 cmH$_2$O,而是下降到了2 cmH$_2$O(图2.23)。

外源性PEEP对内源性PEEP的影响是不确定的,可能会降低内源性PEEP,也可能会增加内源性PEEP。

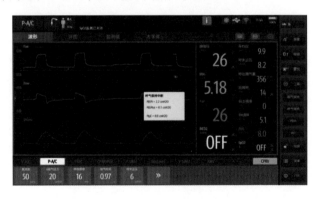

图2.23　外源性PEEP为6时测量内源性PEEP和PEEP$_总$

第3章
基础通气模式和高端通气模式介绍

3.1 基础通气模式一：
V-A/C、P-A/C、PRVC

V-A/C（volume-assist/control）即容量辅助控制通气，P-A/C（pressure-assist/control）即压力辅助控制通气，PRVC（pressure regulated volume control）即压力调节容量控制通气。

三个模式均为辅助控制通气，所谓的辅助是允许患者触发，而控制指的是呼吸机控制送气的时间。三个模式均需要设置呼吸频率和吸气时间（或吸呼比）。

如果患者没有自主呼吸，通过呼吸频率确定时间触发；如果患者有自主呼吸则按患者的呼吸频率送气，此时设置的呼吸频率为后备频率。举个例子：比如设置呼吸频率15次/分，吸气时间1秒，如果患者无自主呼吸，则呼吸机每隔4秒送气一次，吸气时间为1秒，呼气时间为3秒。若患者恢复自主呼吸，呼吸频率为20次/分（假设呼吸均匀），则此时的呼吸机送气频率为20次/分，设置的呼吸频率就不起作用了。而如果患者的呼吸频率不均匀，触发一次送气后，如果到4秒后还不吸气,则此时呼吸机启动控制通气(图3.1)。

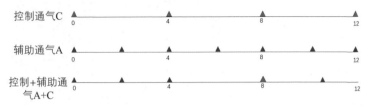

图3.1　辅助控制通气

3.1.1　V-A/C

呼吸机按设定流速和吸气时间送气,每次送气潮气量恒定,气道压力随着气道阻力和顺应性的变化而改变。

1. 如何理解潮气量、吸气流速、吸气时间、暂停时间之间的关系?(以迈瑞呼吸机为例)

吸气时间包括两部分:送气时间和暂停时间,其中暂停时间可直接设置,也可以通过设置吸气时间的百分比进行设置。

吸气时间＝送气时间＋暂停时间

潮气量＝吸气流速×送气时间

　　　　＝吸气流速×(吸气时间－暂停时间)

在吸气时间设置后,暂停时间和吸气流速二者设置其一。

(1) 如果设置暂停时间,则吸气流速＝潮气量/(吸气时间－暂停时间),暂停时间越长,吸气流速越大。

(2) 如果设置吸气流速,则暂停时间＝吸气时间－潮气量/吸气流速,吸气流速越大,暂停时间越长。

2. 气道压力限制和气道高压报警有什么区别?

V-A/C模式下除了要设置气道高压报警外,为了保证通气安全,一般还会设置气道压力限制报警(一般机器会默认气道高压报警限为－5 cmH$_2$O,比如迈瑞的SV系列有创呼吸机)。

气道压力限制报警:当气道压力升高至气道高压报警下 5 cmH$_2$O时,呼吸机报警气道压力限制,并维持限制压力至送气结束。

气道高压报警:气道压力升高至高压报警限时,呼吸机报气道高压报警,呼吸机立即停止送气并转为呼气。

无论是压力限制报警还是气道高压报警,呼吸机送气的潮气量都会减少,气道高压报警时潮气量减少更甚。所以要及时排查报警原因,避免造成通气不足。

图3.2(a)是压力限制报警,气道压力达到压力限制后以限制压力送气(类似于变成了压控通气),潮气量明显下降;图3.2(b)是气道高压报警,气道压力达到高压报警限后立即转为呼气,潮气量更小。

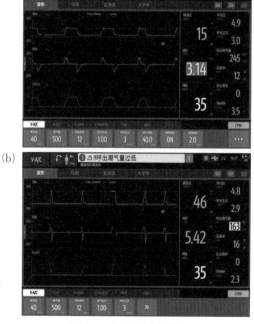

图3.2 气道压力报警

3. V-A/C 使用的场景有哪些?

(1) 需要控制患者潮气量避免造成容积伤的患者:如重度 ARDS。

(2) 气道阻力过高,压力模式下很难给患者通气,如重度哮喘。

(3) 进行呼吸力学测定。

(4) 某些操作过程中造成气道阻力明显增加,若应用压控模式会造成明显低通气,如支气管镜操作。

4. V-A/C 使用的注意事项有哪些?

(1) V-A/C 模式潮气量恒定,气道压力不恒定,气道压力随气道阻力和呼吸系统顺应性的变化而改变。

(2) V-A/C 模式下需要真正关注的是平台压,因为其反映了肺泡内的压力。

(3) 如果吸气流速不变,峰压和平台压的差值增加提示气道阻力增加,这个压力不会传导至肺泡,很少会造成肺损伤。

(4) V-A/C 模式中由于流速恒定,容易出现人机不同步,使用中应密切观察流速不同步现象;及时评估患者自主呼吸驱动是否合理。

3.1.2 P-A/C

呼吸机按设定的气道压力和吸气时间送气,每次送气的气道压力恒定,吸气流速和潮气量随着气道阻力及顺应性的变化而改变。

1. 压力上升时间是什么?

压力上升时间是所有的压力模式下都有的一个设置参数,指的是气道压力从设置的 PEEP 到设置的气道峰压(PEEP+Δ吸气压力)所需的时间,该时间越小,吸气峰流速越快(图3.3)。通过调节该参数,可以改善患者的人机同步性,临床上一般设置0.1~0.3 s。

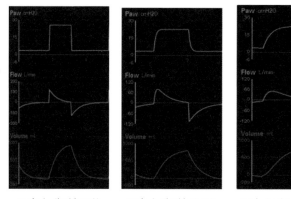

压力上升时间0秒　　　压力上升时间0.2秒　　　压力上升时间0.8秒

图3.3　不同压力上升时间与吸气流速的关系

2. 吸气时间如何影响潮气量的大小?

压控模式下吸气时间的设置原则和容控模式是一样的,一般都设置为1秒左右(0.8~1.2秒)。如果在吸气时间结束时,吸气流速未归零,此时增加吸气时间潮气量会增加,若减小吸气时间潮气量也会减小。而如果在吸气时间结束时吸气流速已经降到0,此时再增加吸气时间,潮气量不会增加(如果吸气时间过长,造成呼气不足,内源性PEEP形成,潮气量会下降)。

从图3.4可以看出,吸气时间从0.85秒增加到1.5秒,潮气量明显增加,从1.5秒增加到1.8秒后,潮气量不再增加。

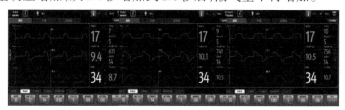

图3.4　吸气时间与潮气量的关系

3. 气道阻力和顺应性如何影响潮气量？

临床上气道阻力和顺应性都会影响压控模式下的潮气量。若呼气完全，不存在内源性PEEP，有以下两种情况：

(1) 如果吸气结束时吸气流速已经归0，说明此时吸气压力和肺泡压力达到平衡，也就是说设置的吸气压力全部传递到肺泡。则此时的潮气量仅和顺应性相关，潮气量为设置的吸气压力和呼吸系统的顺应性之积，即 $V_T = \Delta P \times C_{rs}$。

(2) 如果吸气结束时吸气流速未归0，此时的潮气量同时会受到气道阻力的影响。由于流速未归0，说明此时气道压力仍高于肺泡压力，设置的吸气压力未全部传递至肺泡，两者差值为消耗在气道阻力的压力。此时传递至肺泡内的压力为设置的吸气压力减去气道阻力消耗的压力，潮气量为传递至肺泡内的压力和呼吸系统顺应性之积。即 $V_T = (\Delta P - \text{Flow} \times R) \times C_{rs}$，这里的 Flow 为吸气末流速，气道阻力越高，潮气量越小。

4. 设置的吸气压力都作用在了哪里？

如前所述，如果在吸气时间结束时吸气流速已经降到0，则此时设置的吸气压力全部作用于肺泡；如果吸气流速未归0，则此时设置的吸气压力有一部分作用于气道。

临床上可以通过吸气保持按键计算作用于气道的压力。如图3.5所示，给予吸气保持后气道压力从 17 cmH$_2$O 降至 13 cmH$_2$O，说明此时肺泡内压力为 13 cmH$_2$O，气道和肺泡的压力差为作用在气道上的压力。所以设置的吸气压力 12 cmH$_2$O 其中作用在肺泡上的是 8 cmH$_2$O，消耗在气道阻力上的是 4 cmH$_2$O。

5. 怎么知道患者的吸气力量有多大？

P-A/C 允许患者触发，患者的吸气力量也会影响潮气量的大小，此时的潮气量为设置的吸气压力和患者的吸气力量

(P_{mus})共同产生,即 $V_T = (\Delta P + P_{mus}) \times C_{rs}$。这里的$\Delta P$可能有一部分会作用于气道阻力。

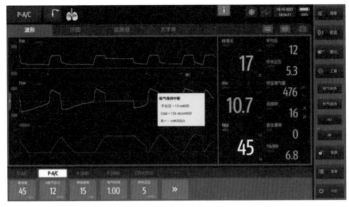

图3.5 通过吸气保持测量吸气压力作用部位

如何知道患者的吸气力量有多大呢? 直接的方法是测量食道压的变化。临床上也可以通过吸气保持进行测量估算。

在自主呼吸时,吸气相给予吸气保持,可以发现气道压力会明显增加,增加的这部分压力就是患者吸气产生的(图3.6)。

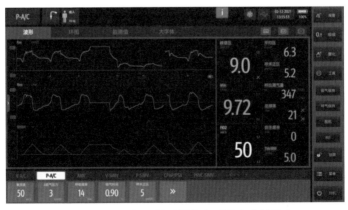

图3.6 通过吸气保持测量自主呼吸产生的压力

6. P-A/C 使用的场景有哪些?

(1) 没有自主呼吸或者呼吸比较微弱的患者。

(2) 需要控制气道压力的患者,比如婴幼儿、重度 ARDS 等患者。

(3) 气道漏气、无气囊插管、胸膜漏等机械通气患者。

7. P-A/C 使用的注意事项有哪些?

(1) 如果吸气相流速归0,则设置的吸气压力即为驱动压力,不要超过 15 cmH$_2$O。

(2) 吸气时间设置可通过观察流速波形进行调整。

(3) 气道阻力会影响吸、呼气峰流速。

(4) 吸气相流速归0时,气道阻力不影响潮气量,则潮气量=Δ吸气压力×顺应性。

(5) 吸气时间过长造成内源性PEEP,则会造成驱动压力下降,潮气量下降。

3.1.3 PRVC

和容控、压控一样,PRVC也是辅助控制通气模式。不同的呼吸机有不同的名字,比如德尔格呼吸机为IPPV+autoflow、美敦力呼吸机为VC+、哈美顿呼吸机为APV等。

PRVC本质上是一个压控的模式,只是在通气过程中吸气压力会根据监测的潮气量进行自动调整,以保持潮气量恒定。该通气模式第一次送气为试验性通气(一般为容控方式),测量患者的平台压;第二次送气在平台压力的基础上进行通气,并通过监测的潮气量,决定下一次送气的吸气压力。

PRVC通气的原理如图3.7所示,当患者气道阻力增加或顺应性下降时,潮气量会下降,呼吸机会自动增加吸气压力保证潮气量恒定,而当患者病情好转时(气道阻力下降、顺应性增加),呼吸机会自动下调吸气压力,使潮气量相对恒定。

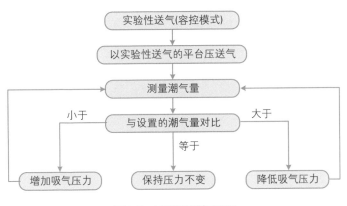

图 3.7　PRVC 通气原理

　　当患者呼吸平稳时,上述的调节可以有效保障通气安全有效。但当患者有较强的呼吸驱动、呼吸窘迫时,此时患者较强的呼吸驱动可以产生较高的潮气量,而呼吸机监测到潮气量较高时会自动下调吸气压力,不利于缓解患者的呼吸肌疲劳(图 3.8)。所以,该模式的应用与容控和压控一样,用于无自主呼吸或呼吸平稳的患者,需要合理地镇静镇痛。

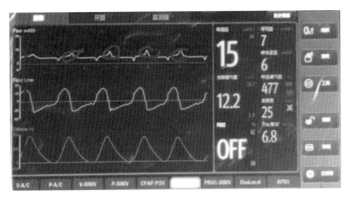

图 3.8　PRVC 模式下自由呼吸较强时呼吸机自动下调吸气压力,
　　　　产生人机不同步

1. PRVC 模式有哪些优势?

(1)潮气量相对恒定,可保障呼吸力学不稳定患者的通气安全。

(2)吸气流速为减速波,利于塌陷肺泡的复张,改善氧合。

(3)漏气时可自动补偿流速。

(4)减少报警,减少ICU医护人员的工作量。

2. PRVC 模式的局限性有哪些?

(1)潮气量,吸气时间固定,易出现人机不同步。

(2)自主呼吸较强、呼吸窘迫患者应用该模式会加重呼吸肌疲劳,不适合 AECOPD、哮喘、ARDS 等呼吸窘迫患者使用。

3.2 基础通气模式二: CPAP/PSV、SIMV

这两个模式的共同特点是都允许患者的自主呼吸,所以适用于患者病情好转,自主呼吸恢复并逐步撤机的患者。

3.2.1 CPAP/PSV

CPAP/PSV(持续气道正压通气/压力支持通气)其实是CPAP 和 PSV 两个模式,大部分呼吸机都是放在一个按键上面(图3.9)。当 PSV 的支持压力设置为0时,这个模式就是CPAP模式,支持压力大于0时为PSV模式。

CPAP为完全自主呼吸,触发、控制和切换都由患者决定,而PSV模式由患者决定触发,控制为呼吸机和患者共同决定,切换方式为流量切换(呼气触发灵敏度)。

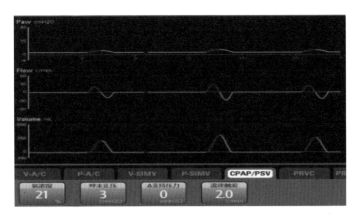

图3.9 CPAP/PSV模式

1. 哪些情况适用于CPAP,参数如何设置?

(1) 脱机(3～5 cmH$_2$O)。

(2) 心源性肺水肿(5～10 cmH$_2$O)。

(3) 阻塞性睡眠呼吸暂停低通气综合征(OSAHS)(5～10 cmH$_2$O)。

2. PSV情况下如何设置支持压力?

(1) 脱机时根据插管型号设置5～8 cmH$_2$O(型号越小设置压力越大)。

(2) 观察呼吸频率和潮气量进行调整。

(3) 通过呼吸驱动(P$_{0.1}$/食道压等)调整压力支持。

3. 呼气触发灵敏度如何调整?

(1) 一般设置为25%～30%,迈瑞呼吸机可以设置为auto(或者打开同步增强)。

(2) 如果观察到吸气末气道压力明显升高(切换延迟),提示设置值过低,需要增加触发灵敏度(图3.10(a))。

(3) 如果观察到呼气早期有吸气动作,甚至出现双吸气(切换提前),提示触发灵敏度设置过高,需要降低触发灵敏度

(图3.10(b))。

（4）如果回路漏气,会出现吸气相明显延长,无法切换到呼气,此时可以调高触发灵敏度(尽量先找漏气的原因,如无法解决可以通过调整触发灵敏度)解决。

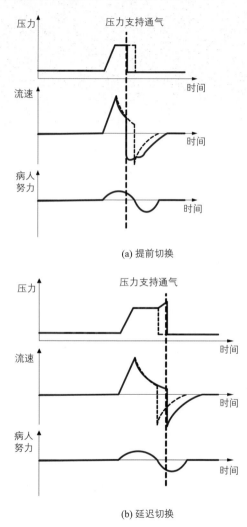

(a) 提前切换

(b) 延迟切换

图3.10 提前切换与延迟切换

3.2.2 SIMV

SIMV(synchronized intermittent mandatory ventilation)即同步间歇指令通气,这里的同步指的是指令通气和患者同步,间歇指的是在指令通气之间允许患者的自主呼吸。指令通气可以是 V-A/C、P-A/C,也可以是 PRVC。自主呼吸可以是 CPAP,也可以是 PSV。所以 SIMV 是 A/C+PSV 模式,只是这里的 A/C 的触发需要遵循一定的规则。

SIMV 的前身是 IMV(intermittent mandatory ventilation),即间歇指令通气,呼吸机按照设定的呼吸频率进行送指令通气,两个指令通气之间患者可以自主呼吸。这个指令通气是按固定的时间点送气,比如设置指令通气频率为10次/分,呼吸机在第 0 s、6 s、12 s、18 s……送气,无论患者自主呼吸如何,这个间隔都是固定不变的,很容易出现人机对抗。

如图3.11所示,指令通气是按时间点送气,很容易和自主呼吸对抗,比如第二个自主呼吸,呼气还没有呼完第二个指令通气就送气了,而第三个指令送气还在呼气第三个自主呼吸就开始了,这两种通气方式很容易"打架"。

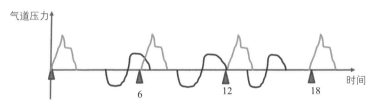

图3.11 IMV:间歇指令通气

为了解决指令通气和自主呼吸"打架"的问题,就引入了"触发窗"的概念,也就是把原来指令送气由一个时间点延长至一个时间段。在这个时间段(触发窗)内如果患者产生吸气机器就给予一次辅助(A)的指令通气,如果在这个时间段内患者都没有产生吸气,就在这个时间段的最后给予一次控制

(C)的指令通气。而如果在这个时间段内产生多次吸气,则第一次为辅助指令通气,其余为患者的自主呼吸或压力支持通气。

如图3.12所示,触发窗内第一次送气为辅助的指令通气(A),触发窗内第二次吸气为自主呼吸,触发窗外的吸气为自主呼吸。第二个触发窗内患者一直没有吸气,在触发窗结束的时候呼吸机给予一次控制的指令通气(C)。

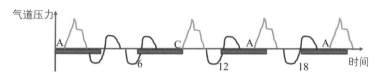

图3.12　触发窗

触发窗内只有一次指令通气,触发窗内的其他吸气和触发窗外的吸气均为自主呼吸。

1. 如何设置SIMV的频率?

SIMV的频率即设置的指令通气的频率,也就是呼吸机提供的支持力度,需要根据患者的病情进行设置。患者病情较重或者呼吸衰竭未纠正时,需要指令通气帮助患者做功,此时需要设置较高的呼吸频率,一般为16~20次/分;当患者的病情恢复好转,较高的指令频率容易出现人机对抗,也不利于呼吸肌的锻炼,应逐渐降低呼吸频率,一般降至4~6次/分的时候即可转入PSV模式或进入撤机流程。

2. 指令通气的类型如何选择?

指令通气有三种方式可以选择:V-A/C、P-A/C、PRVC,在患者自主呼吸驱动较弱时,三者都可以选择。如果患者病情好转,呼吸驱动增强时,V-A/C、PRVC两个模式的潮气量固定,容易出现人机对抗,特别是V-A/C容易出现流速饥渴,应尽量用减速波。所以,在患者呼吸驱动好转时尽量选用P-SIMV。

3. SIMV模式中的压力支持如何设置？

SIMV中的压力支持有利于帮助自主呼吸时患者做功，理论上不建议设置为0，否则患者可能会出现控制通气时潮气量较大，而自主呼吸时潮气量较小，造成患者"深一口浅一口"的呼吸。所以，如果使用V-SIMV或者PRVC-SIMV，PSV的压力支持产生的潮气量尽量和控制通气的保持一致，而如果用P-SIMV时，设置的压力支持尽量和控制通气的吸气压力保持一致或稍低于设置的吸气压力。

3.3　高端通气模式：DuoLevel/APRV、CPRV、AMV

这三种不太常用的模式，这里仅做简单介绍。

3.3.1 DuoLevel/APRV

DuoLevel/APRV即双水平气道正压通气/气道压力释放通气（也有说是双相气道正压）。这两个是命名最混乱的模式，不同的机器名字都不一样，比如德尔格为BIPAP，迈柯唯为Bivent，美敦力为BiLevel，哈美顿为DuoPAP等。不管哪个名称，里面都有Bi或者Duo的字样，意思是双、两个的意思。所谓的"双"指的是呼吸机交替给予两个CPAP，患者在两个CPAP上均可以自由呼吸，同时允许在低CPAP上给予压力支持。患者的通气量来源于两个部分：患者在CPAP上自主呼吸的通气量，机器从高CPAP转到低CPAP释放的通气量（图3.13）。

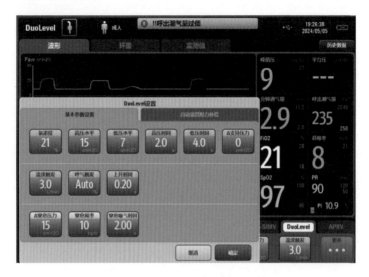

图3.13　DuoLevel模式

如果患者无自主呼吸,该模式类似于压力控制通气,两个CPAP之间的差值类似于Δ吸气压力,设置的高压时间类似于吸气时间,低压时间为呼气时间。

如果患者自主呼吸驱动不高的话,在低水平压力的表现为CPAP或者PSV,而高压水平时由于肺容积扩张,很难产生自主呼吸,这时模式类似于P-SIMV。

而如果患者呼吸驱动较强,在高压水平上也产生自主呼吸,此时为真正的双水平气道正压通气:高水平上为CPAP,低水平为CPAP或者PSV。

APRV是双水平气道正压通气的一种特殊设置形式,这种模式为高压时间大于低压时间,患者可以在高压时间上呼吸(实际上很难),而低压时间很短,不允许产生自主呼吸。这种模式是一种反比通气,一般用于ARDS患者,在高压相给予较长的时间保持肺泡开放改善氧合,间断进行压力释放排出二氧化碳,由于低压时间较短(一般为0.4 s左右),呼气流速未到0即转为高压时间,避免肺泡塌陷(图3.14)。

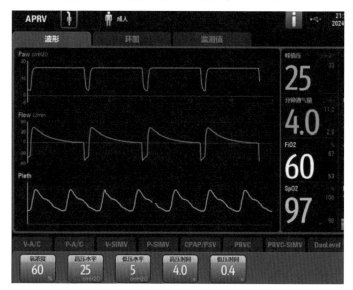

图3.14 APRV模式

1. DuoLevel的参数设置原则是什么?

高压和低压的差值为吸气压力,决定了呼吸机的送气潮气量,高压时间和低压时间之和为呼吸周期,决定了呼吸机送气的频率。

如果患者出现通气不足、二氧化碳潴留,可以增加高压、降低低压来增加吸气压力,增加呼吸机送气的潮气量,同时可以降低高压时间和低压时间,增加呼吸机送气频率。

如果是氧合障碍,可以通过增加低压压力和低压时间,同时适当增加高压压力,来增加平均气道压,改善氧合。

2. APRV的参数如何设置和调节?

APRV主要用于重症ARDS患者,参数的设置可以参考初始的容控监测参数。高压水平一般设置为容控模式的平台压,一般不超过30 cmH$_2$O,低压水平一般设为0或者已经滴定的最佳PEEP,高压时间一般为4～6 s,低压时间为0.4～0.6 s。这里的关键参数是低压时间的设置,一般有两种方法:一种是根据时间常数设置,一般设置为1～1.5倍时间常数;另外一种是通过观察呼气相的流速,呼气流速降至峰流速的50%～75%即可。目的均是既要保证呼气量又要避免呼气相肺泡塌陷,相当于人为地造成内源性PEEP保持肺泡开放。

如果是改善低氧,一般通过增加吸入氧浓度、增加吸气压力;而如果是改善高碳酸血症,则可以通过增加释放频率(降低高压时间)、延长低压时间(增加呼出潮气量)。

3.3.2 CPRV

CPRV即心肺复苏通气模式,适用于心肺复苏的患者应用,这个模式其实是不允许触发的容控模式,即VCV模式,同时该模式自动把气道高压报警限提高至60 cmH$_2$O(图3.15)。

在CPR时如果使用呼吸机通气会面临两个问题:呼吸机频繁误触发和频繁的气道高压报警,造成通气困难。所以,CPRV首先解决了这两个问题,关闭触发、调高压力报警限,保证有效的通气。

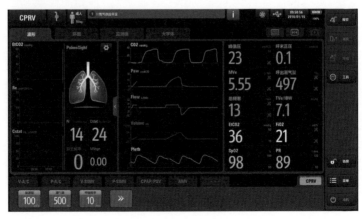

图3.15　CPRV模式

从图3.16可以看到,按压并不干扰呼吸机送气,按压时吸气相最高压力超过了50 cmH₂O,呼吸机依然可以保证正常送气。整个按压过程中患者分钟通气量与设置的保持一致。

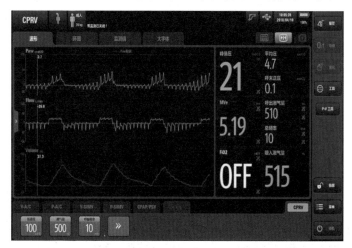

图3.16　按压不干扰呼吸机送气

在CPR中,影响复苏预后的还有正压通气,会影响静脉回流,减少心脏前负荷,影响复苏效果。CPRV模式通过呼气相的电子吸气阻力阀(e-ITD),使胸腔内保持负压,改善静脉回流(图3.17)。

1. CPRV中气道高压报警限设置为60 cmH₂O,是否有气压伤风险?

气压伤主要是跨肺压过高引起,CPR时由于吸气相按压造成胸腔内压力明显上升,此时气道压力虽然很高,但跨肺压并不高,不会造成肺气压伤。

另外,气压伤与患者的潮气量密切相关。在控制通气中,只要设置的潮气量不高,很少会造成肺气压伤。

2. CPRV模式的参数如何设置?

吸入氧浓度100%、潮气量8 mL/IBW、呼吸频率10次/

分、吸气时间 1.0 s(吸呼比 1:5)、PEEP 0 cmH₂O、高压报警限 60 cmH₂O。

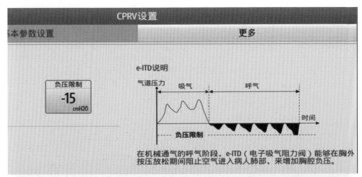

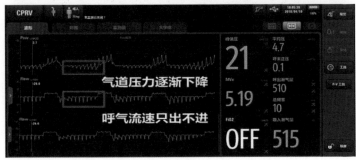

图 3.17　CPRV 模式的 e-ITD

3. 电子吸气阻力阀如何保证负压在正常范围,哪些患者使用时需要注意?

e-ITD 使用中如果胸腔负值过大会使 FRC 明显下降,影响氧合,临床使用中可以设置呼气相气道压力负值的限值,避免负值过大。呼吸机会自动通过补吸气技术、调整呼气相基础流速保证负值在设置的安全范围。

临床上对于以下患者使用 e-ITD 功能需要注意:

(1) 对于未控制的持续性出血患者,建议关闭 e-ITD 功能。

（2）对于既往心脏功能不全患者，建议谨慎应用，严格控制负压下限。

（3）漏气会削弱e-ITD效果，如使用面罩或无密闭球囊的气管插管等，应用时注意检查气路密闭性。

（4）不建议在开胸CPR时应用e-ITD。

3.3.3 AMV

AMV即自适应分钟通气，这是保证分钟通气量的压力通气的模式，如果患者无自主呼吸，其就是一个压控模式，同时需要保证分钟通气量，而如果患者有自主呼吸，则类似是一个P-SIMV的模式保证分钟通气量。

首先，这个模式要先设置一个分钟通气量，呼吸机会根据患者的理想体重和设置的理想体重潮气量 V_T/IBW、MV％进行计算。默认分钟通气量为 MV％×$f_{default}$×V_T/IBW×IBW/1000，其中，$f_{default}$ 成人的默认值为12次/分。在通气过程中，呼吸机通过调整呼吸频率和潮气量保证目标分钟通气量。

其次，该模式的核心是调整呼吸频率。呼吸机送气需要克服气道阻力和弹性阻力，用什么样的频率呼吸机做功会最低呢？

图3.18是呼吸功与呼吸频率的关系，如果保持分钟通气量不变，克服气道非弹性阻力（nonelastic work）的功随着呼吸频率的增加而增加，克服弹性阻力的功随着呼吸频率的增加而下降。总的呼吸功呈现一个U字形，有一个"最佳"的呼吸频率使呼吸功最低。呼吸机就是根据患者的气道阻力和顺应性，通过一系列的公式计算出最佳的呼吸频率，然后根据计算的频率调整潮气量 V_T＝MV/f。

如果患者没有自主呼吸，呼吸机就按计算的最佳呼吸频率送气，每次送气类似于PRVC；而如果患者有自主呼吸，机器会自动降低控制通气频率，保证总的呼吸频率为"最佳"的呼吸频率。当自主呼吸频率高于机器计算的最佳呼吸频率时,机器就没有控制通气了,这时的呼吸频率为患者自己的频率。

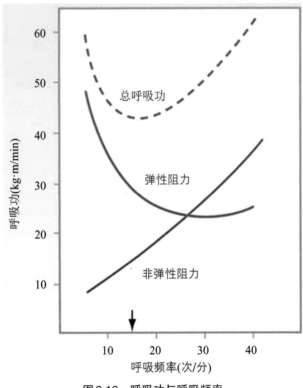

图3.18 呼吸功与呼吸频率

保证分钟通气量的同时,还需要保持有效的肺泡通气量,避免过度的无效腔通气,即浅快呼吸的发生。呼吸机会有潮气量和呼吸频率的安全保障:V_T上限为$10\times$生理无效腔;V_T下限为$2\times$生理无效腔;f低限为$5\sim15$次/分(根据报警限得出);f高限为MV/$2\times$生理无效腔和60/3RC的最小值(图3.19)。

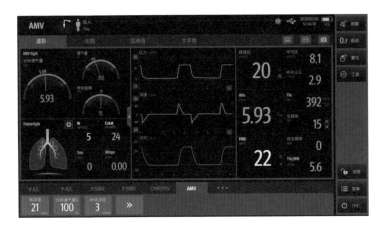

图3.19　AMV模式

1. AMV 的参数如何设置?

对于肺部正常的患者,初始MV为100%,AECOPD患者设置为90%,ARDS患者设置为120%。通过增加吸入氧浓度、PEEP改善氧合,增加MV改善通气。

2. AMV 适用于哪些患者?

适合无自主呼吸或者呼吸驱动相对稳定的患者,如果呼吸驱动过强时需给予适当的镇静镇痛后应用。

第4章
参数的初始设置

4.1　常用参数的设置

常用参数包括:V-A/C模式中的吸入氧浓度(FiO_2)、潮气量、呼吸频率、吸气时间(吸呼比)、吸气流速(吸气暂停)、PEEP、触发灵敏度,压力模式的Δ吸气压力和Δ支持压力(表4.1)。

表4.1　常用参数初始设置

参　数	初　始　设　置
FiO_2	初始一般设置100%,AECOPD患者40%,避免CO_2潴留加重
潮气量	一般6~8 mL/IBW,ARDS 6 mL/IBW,AECOPD 8 mL/IBW
呼吸频率	12~20次/分,ARDS 16~20次/分,哮喘和COPD 10~12次/分
吸气时间(吸呼比)	1.0 s(0.8~1.2 s),若设置吸呼比,则需满足吸气时间为1 s左右

参 数	初 始 设 置
吸气流速 (吸气暂停)	方波 40~60 L/min,减速波 60~80 L/min;吸气暂停 0.2~0.4 s
PEEP	一般患者 3~5 cmH$_2$O,ARDS 根据氧合表设置,哮喘急性期 0 cmH$_2$O,病情缓解后 3~5 cmH$_2$O,AECOPD 不大于 8 cmH$_2$O
触发灵敏度	流速触发 1~3 L/min、压力触发−0.5~−1.5 cmH$_2$O
△吸气压力	一般不超过 15 cmH$_2$O,根据监测的目标潮气量设置
△支持压力	撤机时 5~8 cmH$_2$O,根据目标潮气量和呼吸驱动设置

4.2 特殊参数的设置

特殊参数主要有两个:压力上升时间、呼气触发灵敏度,早期的呼吸机这两个参数都是呼吸机默认的,不允许医生调节,可见这两个参数在临床上不像前面的参数那么重要,属于可以改善患者舒适性的参数(表4.2)。

在自主呼吸模式下需要设置后备通气,关于后备通气的参数,这里也归类到特殊参数设置。

表4.2 特殊参数初始设置

参 数	初 始 设 置
压力上升时间	0.1~0.3 s,一般机器默认值 0.2 s
呼气触发灵敏度	25%~30%,一般机器默认值 25%
窒息后备通气参数	一般可选择容控或压控模式,建议设置为容控模式,默认值参考常用参数设置原则

4.3 报警参数初始设置

报警参数初始设置见表4.3。

表4.3 报警参数初始设置

参数	上　限	下　限
气道压力	40 cmH$_2$O	PEEP－(2～3) cmH$_2$O
分钟通气量	目标MV＋(3～4) L/min	目标MV－(3～4) L/min
潮气量	目标潮气量＋(100～200) mL	目标潮气量－(100～200) mL
呼吸频率	35次/分	6～8次/分
窒息时间	15～20 s	

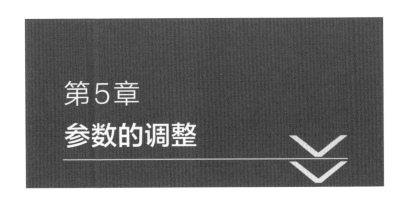

第5章
参数的调整

初始参数应用半小时后需要抽血气了解患者的通气和氧合状态,如果氧分压和二氧化碳分压均在正常范围,可以继续维持初始参数通气。如果氧合或者通气异常,需要调节初始参数(表5.1)。

表5.1　影响通气和氧合的参数分类

临床状态	参　数　调　整
氧合异常	吸入氧浓度、PEEP、吸气时间(吸呼比)、平台时间
通气异常	潮气量、呼吸频率、Δ吸气压力/支持压力

5.1　氧合异常

氧合异常主要指的是低氧血症,临床上可以通过增加吸氧浓度,增加PEEP,延长吸气时间,增加平台时间改善低氧血症。

为什么不通过增加潮气量和呼吸频率改善氧合呢?

呼吸生理相关内容介绍过,肺换气的前提是充足的肺通气,所以纠正低氧的前提是保证有效的肺通气,而如果肺通气已经正常,进一步增加肺通气可以改善氧合吗? 从图1.1可以看出,如果分钟通气量已经正常,再试图增加通气量也不能有效改善氧合,反而可能造成肺损伤。所以,临床上改善低氧一般不会增加潮气量和呼吸频率。

对于 ARDS 患者,吸入氧浓度和 PEEP 的调节可以参考 ARDSnet 氧合表(表5.2、表5.3)。

表5.2 低 PEEP/高吸入氧浓度

肺可复张性差(肺源性、局灶性病变)选用此表

FiO$_2$	0.3	0.4	0.4	0.5	0.5	0.6	0.7	0.7	0.7	0.8	0.9	0.9	0.9	1.0
PEEP	5	5	8	8	10	10	10	12	14	14	14	16	18	18~24

表5.3 高 PEEP/低吸入氧浓度

肺可复张性好(肺外源性、弥漫性病变)选用此表

FiO$_2$	0.3	0.3	0.3	0.3	0.4	0.4	0.5	0.5	0.5~0.8	0.8	0.9	1.0	1.0
PEEP	5	8	10	12	14	14	16	16	18	20	22	22	22	24

增加吸入氧浓度和 PEEP 的同时,也可以增加吸气时间、延长平台时间,通过增加平均气道压力改善氧合。增加 PEEP 的同时需要测量平台压和驱动压,避免产生肺损伤。增加吸气时间和平台时间需要注意呼气相流速是否归0,避免呼气不全造成二氧化碳潴留。

对于阻塞性肺疾病患者,由于主要是低通气和 V/Q 失调,适当改善通气和增加吸入氧浓度就可以改善低氧。

5.2 通气异常

通气异常包括通气不足和通气过度,临床上更关注的是通气不足,也就是二氧化碳潴留。调节通气的参数有两个:潮气量和呼吸频率。

$$P_aCO_2 = 0.863 \times VCO_2/f \times (V_T - V_d)$$

从上面的公式可以看出,影响动脉二氧化碳分压的因素有四个:二氧化碳的生成量、呼吸频率、潮气量、无效腔。除了

调节呼吸机参数,临床上还要注意控制二氧化碳的产量,比如控制体温、控制癫痫发作、减少糖类的摄入等,还有就是尽量减少机械无效腔,比如气管插管前的延长管等(图5.1)。

目前大家都比较关注肺保护,尽量设置小的潮气量,所以临床上一般优先增加呼吸频率。对于ARDS患者,增加呼吸频率可有效增加肺泡通气量,改善通气。但这个频率一般最高不超过35次/分,否则就会造成呼气不全,二氧化碳潴留反而加重。而对于阻塞性肺疾病,特别是重症哮喘的患者,二氧化碳潴留的重要原因是呼气不全造成的,所以此时首先充分镇静,减少二氧化碳产量,尽可能减少无效腔,降低呼气阻力,同时可以适当降低呼吸频率,延长呼气时间,增加潮气量。

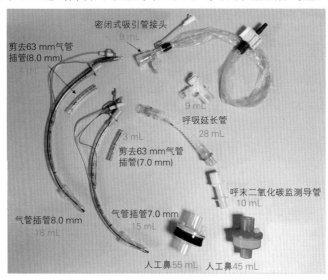

图5.1　常见机械无效腔及容积大小

对于过度通气造成的低碳酸血症的处理相对比较简单,临床上优先降低呼吸频率、减少潮气量。除了调整呼吸机的参数外,需要关注患者是否呼吸驱动过强,给予合理安全的镇静镇痛。

第6章
人机不同步识别

6.1 人机不同步的原因

在完全自主呼吸模式（如CPAP）时，肺通气是由呼吸中枢发送冲动，使呼吸肌肉收缩，产生呼吸运动。吸气的开始、吸气流速的快慢和吸气的结束都由患者自主决定，不存在人机对抗。在患者无自主呼吸时（如深镇静、脑功能障碍），肺通气全部由呼吸机设置的参数（此时的呼吸中枢相当于是医生）决定，什么时候送气取决于设置的呼吸频率，送气的速度取决于设置的吸气流速，何时呼气取决于设置的吸气时间。由于是完全地控制通气，患者的呼吸中枢不参与，也不存在人机对抗。

只有在患者呼吸中枢和呼吸机同时参与肺通气时才会出现人机不同步，其实就是呼吸机设置的条件是否能够满足患者的需求，不能满足就会发生人机不同步（图6.1）。所谓的人机同步就是：患者要吸气，呼吸机及时送气，患者不吸气呼吸机就停止送气；患者想快速吸气，呼吸机就增加流速，患者想平稳吸气，呼吸机就减缓流速；患者还想吸气，呼吸机就延长吸气时间，患者不想继续吸气了，呼吸机就及时停止送气，转为呼气。

总之,呼吸机能及时满足患者的需求,就达到人机同步了。

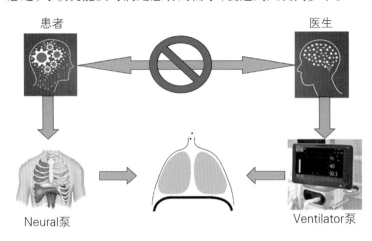

图6.1　人机不同步原因:患者和呼吸机同时参与通气,
呼吸机不能满足患者的需求

6.2　人机不同步的分类

机械通气的呼吸周期可以分为四个阶段:触发、送气、切换和呼气。在这四个阶段都可能发生人机不同步,所以人机不同步的分类有:触发不同步、送气不同步、切换不同步和呼气不同步(呼气不全)。

1. 触发不同步

触发不同步的分类及常见原因见表6.1。

表6.1　触发不同步的分类及常见原因

分类	定义	常见原因
无效触发	患者吸气,机器没送气	PEEPi、呼吸驱动弱、触发灵敏度条件过高
触发延迟	患者吸气,机器没及时送气	同无效触发

续表

分类	定义	常见原因
双触发 (双吸气)	患者吸气一次,机器送气 两次	呼吸驱动强,参数设置不 合理:吸气时间短、潮气 量小
自动触发 (误触发)	患者无吸气动作,机器 送气	回路漏气、积水,灵敏度 过低
反向触发	机器送气后诱发患者主动 吸气	镇静过深(机制不明确)

2. 送气不同步

呼吸机送气的流速不能满足患者的需求,包括流速不足和流速过冲,最常见的是流速不足或者流速饥渴。常见原因是患者的呼吸驱动过强或者呼吸机的流速设置过低(容控模式)、压力上升时间过长(压控模式)。

3. 切换不同步

患者吸气时间与呼吸机设置的时间不匹配则出现切换不同步,呼吸机设置吸气时间有以下两种方式:① 控制通气(即指令通气)模式,通过设置吸气时间或吸呼比决定吸气时间;② PSV模式,通过呼气触发灵敏度决定吸气时间。切换不同步临床上有两种类型:切换过早、切换延迟(表6.2)。

表6.2 切换不同步定义、表现与原因

类型	定义	表现	原因
切换 过早	患者还在吸气,呼吸 机已经切换到呼气	呼气相有吸气,甚 至双吸气	Ti过短,触发 灵敏度过大
切换 延迟	患者吸气已经结束, 呼吸机还在送气	吸气相患者呼气, 吸气末气道压力 上升	Ti过长,触发 灵敏度过小

4. 呼气不同步

呼气不同步指的是呼气不完全或医源性内源性PEEP形成。常见的原因包括A/C模式下呼吸频率过快、呼气时间过短、呼气阻力增加、呼气时间延长。

6.3　常见人机不同步波形识别

常见人机不同步的波形如图6.2至图6.6所示。

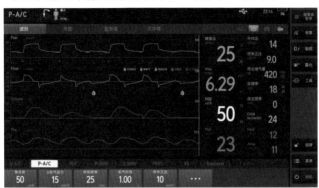

图6.2　无效触发

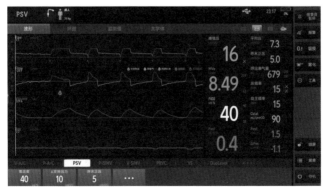

图6.3　自动触发(误触发)

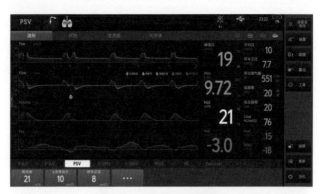

图6.4 双触发(双吸气)

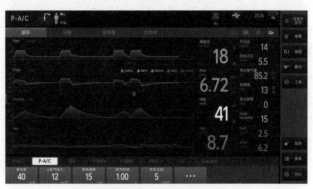

图6.5 反向触发

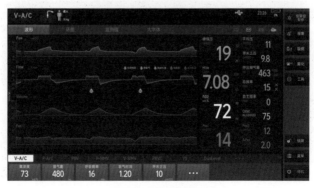

图6.6 流速饥渴

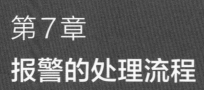

第7章
报警的处理流程

呼吸机报警分为两大类:生理性报警和技术性报警。生理性报警指的是呼吸机监测的参数超出了设置的报警阈值而发生的提示;技术性报警指的是呼吸机内部监测出现了问题时呼吸机给出的提示,比如传感器故障、气源压力不足、电源不足等。这里讨论的是生理性报警的部分。

根据对患者的危害程度大小,报警分为三个等级,呼吸机会有颜色、声音、灯光及报警的图文信息显示(表7.1)。

表7.1　呼吸机报警分类

等级	颜色和灯光	声音	报警信息
高级	红色,快频率闪烁	声音高	红色底色＋信息前!!!
中级	黄色,慢频率闪烁	声音中等	黄色底色＋信息前!!
低级	黄色,常亮不闪	声音低	黄色底色＋信息前!

7.1　报警阈值的设置原则

阈值过窄会造成频繁报警、误报警,降低对报警的敏感性;阈值过宽会造成患者出现病情变化不能及时提示,贻误病情。临床上报警值的设置原则既要减少误报警又要避免漏报警。

7.2　报警的处理原则

优先保证患者的通气和氧合,及时给予纯氧通气,怀疑呼吸机故障时,及时应用简易呼吸器给予通气。尽量避免呼吸机相关的并发症,包括呼吸机相关的肺损伤和循环抑制。

7.3　分钟通气量过高报警的原因

分钟通气量＝呼吸频率×潮气量,呼吸频率和潮气量过高均会造成分钟通气量过高。常见的原因有:

(1) 呼吸驱动过高　缺氧、发热、贫血、代酸及脑外伤。

(2) 误触发　回路积水、漏气,灵敏度设置过低。

(3) 机器设置　报警限设置过窄。

7.4　分钟通气量过低报警的原因

(1) 病情变化　顺应性变差、气道阻力增加,潮气量下降;呼吸驱动下降,PEEPi患者触发困难。

(2) 机器问题　回路漏气、脱落。

(3) 机器设置　灵敏度阈值设置过高,吸气时间不足、呼气触发灵敏度过高造成潮气量过低。

7.5 气道压力过高报警原因

（1）气道阻力增加　回路打折、积水；插管痰栓、打折；气道痉挛、水肿。

（2）呼吸系统顺应性下降　肺水肿、肺不张；气胸、胸腔积液；腹腔高压。

（3）其他原因　设置潮气量过大、吸气流速过快、报警限过低。

7.6 气道压力过高报警的处理流程

气道高压报警的处理流程如图7.1所示。

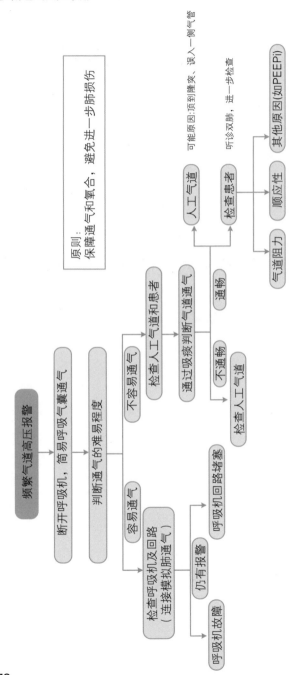

图 7.1 气道高压报警的处理流程

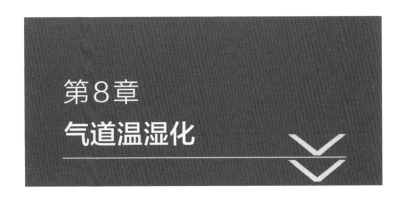

第8章
气道温湿化

气管插管、气管切开破坏了气道湿化能力,而机械通气给予的高流速干冷气体会对气道和肺泡产生危害,所以机械通气时必须要给予加温加湿。

机械通气时的温湿化分为两类:被动温湿化和主动温湿化。

8.1 被动温湿化

这里所谓的被动指的是用患者自身的呼气进行温湿化。患者呼出的气体本身就是温湿的,经过被动湿化器时温度和水分就留在里面,下次吸气时,干冷的气体经过被动湿化器就可以达到患者需要的温湿化气体。

常用的被动湿化器为人工鼻,也称为湿热交换器(HME)。除了具有温湿化的作用外,还能起到气体的过滤作用,减少VAP的发生。

人工鼻使用的注意事项:

(1)人工鼻为一次性使用,清洁消毒后温湿化效果消失,不能重复使用。

(2)使用过程中增加的湿度和冷凝水会增加气道阻力,若痰液污染或堵塞要及时更换,建议每天更换一次。

（3）分泌物多且黏稠的患者建议改用主动温湿化。

（4）小潮气量通气时（ARDS），由于人工鼻增加无效腔，不建议使用。

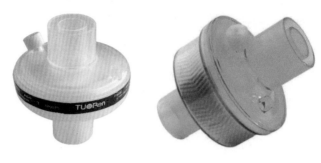

图8.1 人工鼻

（5）体温过低的患者(低于32 ℃)建议应用主动温湿化。

（6）不能和主动温湿化一起使用，不能和雾化装置一起使用。

8.2 主动温湿化

主动温湿化指的是通过外置的加温加湿器对吸入的气体进行温湿化。一般指的主动温湿化是吸入气体通过湿化罐加温加湿，这种方式又分为两种：伺服式温湿化和非伺服式温湿化。

1. 伺服式温湿化

伺服式温湿化是可以直接设置患者吸入的温度（Y形管处），通过监测该处的温度是否达标自动反馈湿化罐和吸气支路的加热丝进行加热，保证吸入温度的恒定。由于吸气支回路内有加热丝，回路内温度不下降，所以很少产生冷凝水，可以减少VAP的发生率，同时由于不需要积水杯，也可以减少护理的工作量。一般在 Y 形管处设置温度为 39～41 ℃,气体在延长管会有 2～3 ℃的衰减,这样到达肺部的温度为 37 ℃(图8.2)。

在伺服式主动温湿化时,也可以选择呼气支回路加热,减少呼气支冷凝水的产生。

湿化罐应用的注意事项:① 湿化罐应加纯净水或无菌蒸馏水;② 加水量不能超过水位线;③ 湿化罐应每天换水。

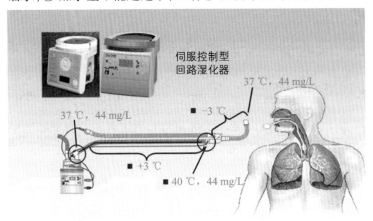

图8.2　伺服式温湿化

2. 非伺服式温湿化

目前临床应用较多,通过调节湿化罐的档位来满足患者的温湿化要求。回路内没有加热丝,会产生较多的冷凝水,需要及时观察、倾倒。

除了上述的主动被湿化外,临床上还可以通过雾化进行气道的湿化,甚至用已经被淘汰的直接在气道内滴注生理盐水的方法。除了有创通气,气道温湿化在无创通气、经鼻高流量治疗中同样需要非常重视。

合适的气道温湿化在机械通气中非常重要,有助于分泌物的引流和清除,降低 VAP 发生率,保护患者肺功能。

第9章
机械通气的雾化

机械通气雾化治疗是气溶胶从雾化装置中产生输送入呼吸机管路,并在正压的作用下输送抵达下呼吸道进行治疗的过程。由于整个过程受到多种复杂因素的影响,规范雾化治疗中的各个环节有利于提高雾化药物的输送效率和保障治疗效果。机械通气雾化前、雾化中及雾化后的注意事项简单总结如下。

9.1 机械通气雾化前注意事项

(1)雾化方式选择 超声雾化由于会造成药物破坏,临床很少应用,有条件建议应用筛孔振动雾化。如应用喷射雾化建议使用带雾化功能的呼吸机进行雾化,使用外接气源雾化,可能会影响患者的潮气量、氧浓度及触发困难。

(2)雾化装置的位置 筛孔振动雾化一般放置于吸气支近Y形管处或直接放置Y形管处。在使用喷射雾化时,指南建议无基础气流时置于距Y形管15 cm处,有基础气流时置于离患者较远处可能提高雾化效率,目前的呼吸机均有基础气流,建议放置于加热湿化器进气口处。

(3)患者准备 如无禁忌证,建议采用坐位或半坐卧位

（床头抬高30°～50°），雾化前充分吸痰。

（4）呼吸机回路　清理回路内冷凝水，避免管路弯曲或扭结。使用人工鼻时需要取下，主动加湿器无需关闭，建议呼气端加过滤器以保护机器和医务人员。

（5）药物准备　使用喷射雾化时，药物稀释至4～6 mL即可。

9.2　机械通气雾化中注意事项

（1）模式和参数　筛孔振动雾化和呼吸机自带雾化不影响患者的潮气量，使用容控和压控均可，外接氧气源雾化建议使用压控模式。潮气量需根据患者的病理生理状态设定，无需额外增加造成肺损伤风险。在保证呼气时间的前提下，可以适当延长吸气时间，降低吸气流速，建议设置30～50 L/min。根据情况设置吸气暂停，无需特意延长吸气暂停时间。外接氧气源雾化时，适当降低触发灵敏度阈值，适当降低吸入氧浓度。PEEP的设置无需改变。

（2）无创通气雾化　如果患者耐受脱离无创通气，建议间歇期给予雾化；如果无法耐受，将雾化装置位于面罩与呼气阀之间且远离呼气阀，建议选择无漏气孔的面罩。

（3）加压定量吸入剂（pMDI）　使用pMDI雾化时，建议使用腔体式储雾器。位置置于吸气支Y形管处，呼吸机送气初按压pMDI，每次15秒。

（4）抗生素的雾化　多重耐药 G^- 性菌感染可考虑静脉剂型的药物同时雾化治疗。

9.3 机械通气雾化后注意事项

1. 雾化有效的指标

（1）症状和体征 呼吸系统症状改善或消失,呼吸频率、心率好转,氧合改善。

（2）呼吸力学指标 压力波形气道峰压和平台压差值减小,呼气峰流速增加,呼气时间缩短。

（3）分泌物性状 分泌物黏稠度下降,分泌量减少。

（4）血气指标 氧分压升高,二氧化碳分压下降。

2. 雾化后处理

（1）雾化器专人专用,喷射雾化器使用完毕后无菌蒸馏水冲洗干净,通风晾干后保存,尽量使用一次性雾化器。

（2）雾化结束后及时更换过滤器,撤机后呼气阀及时清洗。

第10章
呼吸力学的监测

10.1　基础呼吸力学测量

（1）吸气流速（Flow）＝潮气量/（吸气时间－暂停时间）

（单位：L/min）

（2）驱动压（DP）＝平台压－PEEP$_{总}$

（3）吸气气道阻力（R_i）＝（气道峰压－平台压）/吸气流速

$$＝（P_{peak}－P_{plat}）/Flow（吸气）$$

（单位：$cmH_2O/(L·s)$）

（4）呼气气道阻力（R_e）＝（平台压－PEEP$_{总}$）/呼气流速

$$＝驱动压（DP）/Flow（呼气）$$

（单位：$cmH_2O/(L·s)$）

（5）静态顺应性（C_{rs}）＝潮气量/（平台压－PEEP$_{总}$）

$$＝潮气量/驱动压（DP）$$

（单位：mL/cmH_2O）

（6）动态顺应性（C_{dyn}）＝潮气量/（气道峰压－PEEP$_{总}$）

（单位：mL/cmH_2O）

（7）时间常数＝呼气阻力×静态顺应性

(8) 呼吸功(机器功)=吸气平均气道压×潮气量

　　　　　　×呼吸频率　　　(单位:J/min)

(9) 机械能=0.1×潮气量×(气道峰压−0.5驱动压)

　　　　　×呼吸频率　　　(单位:J/min)

10.2　高级呼吸力学指标

(1) 吸气末跨肺压=吸气末肺泡压−吸气末胸腔内压

　　　　　　=平台压−吸气末食道压

(2) 呼气末跨肺压=呼气末肺泡压−呼气末胸腔内压

　　　　　　=$PEEP_总$−呼气末食道压

(3) 驱动压(呼吸系统)=潮气量/顺应性

　　　　　　=跨肺驱动压+跨胸壁驱动压

(4) 跨胸壁驱动压=(吸气末胸腔内压−大气压)

　　　　　　−(呼气末胸腔内压−大气压)

　　　　　　=吸气末食道压−呼气末食道压

　　　　　　=Δ食道压

(5) 跨肺驱动压=(吸气末肺泡压−吸气末胸腔内压)

　　　　　　−(呼气末肺泡压−呼气末胸腔内压)

　　　　　　=(平台压−吸气末食道压)

　　　　　　−($PEEP_总$−呼气末食道压)

　　　　　　=(平台压−$PEEP_总$)

　　　　　　−(吸气末食道压−呼气末食道压)

　　　　　　=驱动压−Δ食道压

(6) 胸壁顺应性(C_{cw})=潮气量/跨胸壁驱动压

　　　　　　=潮气量/Δ食道压

(7) 肺顺应性(C_L)=潮气量/跨肺驱动压

　　　　　　=潮气量/(驱动压−Δ食道压)

（8）1/呼吸系统顺应性＝1/肺顺应性＋1/胸壁顺应性

10.3　其他力学指标

（1）口腔闭合压（$P_{0.1}$）。

（2）最大吸气负压（NIF）。

（3）牵张指数（SI）。

10.4　相关通气循环指标

（1）无效腔分数 $V_{d}/V_{T}＝1－P_{et}CO_2/P_aCO_2$

（2）分流分数＝$(1－S_aO_2)/(1－S_{cv}O_2)$

（3）$P/F＝P_aO_2/FiO_2$

（4）ROX＝$SpO_2/[FiO_2×呼吸频率（RR）]$

呼吸力学监测表如表 10.1 所示。

表 10.1 呼吸力学监测表

姓名: ____ 床号: ____ 住院号: ____ 理想体重: ____

日期	时间	体位	潮气量(mL)	呼吸频率	吸气流速	峰压	平台压	PEEP$_{总}$	气道阻力	顺应性	驱动压	机械能	分流分数	无效腔分数

注:呼吸力学测量时注意容控模式,方波,吸气保持测量平台压,呼气保持测量 PEEP$_{总}$。

计算公式:理想体重计算公式:男=50+0.91[身高(cm)-152.4];女=45.5+0.91[身高(cm)-152.4];

驱动压=平台压-PEEP$_{总}$;

气道阻力=(气道峰压-平台压)/流速;

静态顺应性=呼出潮气量/(气道平台压-PEEP$_{总}$);

机械能=0.1×呼吸频率×潮气量×(气道峰压-0.5驱动压);

无效腔 $V_d/V_T = 1 - P_{et}CO_2/P_aCO_2$;

分流 $Q_s = (1-S_aO_2)/(1-S_{cv}O_2)$。

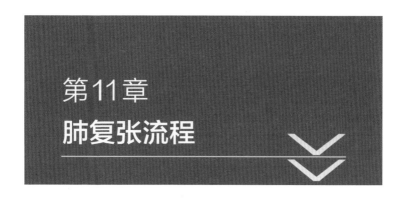

第11章
肺复张流程

11.1　肺复张前注意事项

1. 肺可复张性评估概念

增加气道压力会使肺容积增加,增加的这部分容积可能来源于正常通气的肺组织(baby lung),也可能来源于塌陷或实变的肺组织。通过了解增加的肺容积来源部位可以评估肺可复张性。

(1) 若气体大部分来源于 baby lung,而萎陷的肺组织没有增加通气,则肺可复张性差。增加的通气造成正常肺组织过度膨胀,平台压升高,顺应性变差,无效腔通气增加等。

(2) 若气体大部分来源于塌陷或实变的肺组织,意味着肺可复张性好,给予一定的压力则患者的有效肺通气增加,肺顺应性增加,呼末 CO_2 下降,氧合改善。

2. 肺可复张性评估方法

(1) 床旁简易法　将 PEEP 从 5 cmH_2O 增加到 15 cmH_2O,维持 15 min 后评价:① P_aO_2/FiO_2 是否改善;② P_aCO_2 是否下降;③ 顺应性是否改善。如果满足两条,则提示肺有可复张性。

(2) PV 工具法　PV 环滞后性越大,可复张性越好,有研究指出最大距离(Max.distance)/V_{max}>41% 提示肺有可复张性(图11.1)。

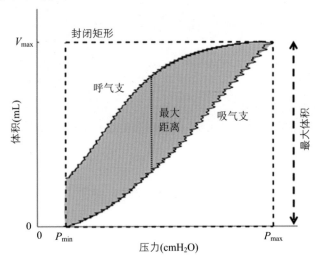

图11.1　PV工具法

(3) 影像学方法　CT法、超声法、EIT法。

3. 肺复张的适应证和禁忌证

(1) 适应证:ARDS患者,高浓度氧依然难以维持氧合,呼吸机管路断开吸痰后。

(2) 禁忌证:① 血流动力学不稳定,需要大剂量血管活性药物维持血压;② 存在肺大疱、气胸等情况;③ 肺部严重局灶性的损伤;④ 存在颅内压增高、胃肠黏膜缺血时,应慎重实施。

11.2　肺复张的注意事项

1. 肺复张前准备

(1) 保持气道通畅,充分吸痰及清除口鼻分泌物,尽量实施密闭式吸痰,保证呼吸管路密闭,并尽量避免断开。

(2) 适度镇静镇痛(Ramsay 评分 4~5 级),减少人机对抗,必要时可予肌松。

(3) 插管气囊适度充气,气囊压维持在 40~45 cmH$_2$O。

(4) 加强液体出入量及血管活性药物的管理,保证血流动力学稳定。

(5) 调节呼吸机报警限,压力上限 50 cmH$_2$O,调节窒息报警限,窒息时间为最长(60 s)。

2. 肺复张手法

临床上常用的为三种:控制性肺膨胀法(SI)、压力控制通气(PCV)、间断 PEEP 递增法(表11.1)。

表11.1 临床实施肺复张手法的常用方法

实施方法	方 法 描 述
控制性肺膨胀(SI)/CPAP	CPAP 水平 30~50 cmH$_2$O,维持 20~40 s
压力控制通气法	压力控制通气模式,调节吸气压 10~15 cmH$_2$O 和 PEEP 25~30 cmH$_2$O,使峰压达到 40~45 cmH$_2$O,维持 2 min
叹气法(Sign)	每分钟 3 次连续的叹气呼吸,叹气呼吸时调节潮气量使平台压达到 30~35 cmH$_2$O
增强叹气法	逐步增加 PEEP 水平(每次 5 cmH$_2$O,维持 30 s),同时降低潮气量,直到 PEEP 水平达到 30 cmH$_2$O,维持 30 s,然后以相同方式降低 PEEP 水平和增加 VT 直到恢复基础通气
间断 PEEP 递增法	间断(每分钟连续 2 次)增加 PEEP 水平至预设水平

（1）控制性肺膨胀法

方法：CPAP或DuoLevel模式或进入迈瑞呼吸机肺复张程序，调节气道压至30～50 cmH₂O，维持20～40 s（图11.2）。

特点：简单，临床使用广泛，但对血流动力学影响大，易加重部分肺泡过度膨胀，加重呼吸机相关肺损伤（VILI）。

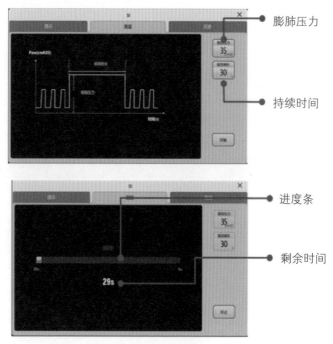

一键终止膨肺，返回原通气模式

图11.2　控制性肺膨胀法

（2）压力控制通气法

方法：压控PCV模式下，调节吸气压力至40～45 cmH₂O（或驱动压10～15 cmH₂O），PEEP 25～30 cmH₂O，呼吸频率不变，吸呼比1:2，维持2 min（图11.3）。

特点：PCV法对血流动力学影响相对较小。

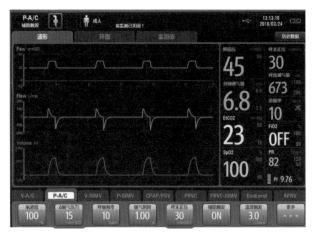

图 11.3　压力控制通气法

（3）间断 PEEP 递增法

方法：PCV 或 DuoLevel 模式下，设定气道峰压上限，一般为 35~40 cmH$_2$O，初始 PEEP 5~10 cmH$_2$O，逐渐增加 PEEP，每 30 s 增加 5 cmH$_2$O，同时降低驱动压力，直至 PEEP 为 30 cmH$_2$O，驱动压力为 0，维持 30 s，然后按照反向步骤递减，直至目标 PEEP 水平（图 11.4）。

特点：在抑制血流动力学及增加肺过度膨胀方面的不良反应相对较小。

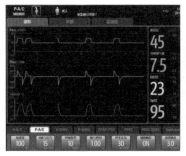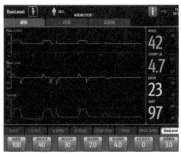

图 11.4　间断 PEEP 递增法

（4）其他肺复张方法：俯卧位通气、高频振荡通气、ARRV模式。

3. 肺复张时注意事项

（1）肺复张频率：每6～8小时/次，呼吸机断开或吸痰后。

（2）出现下列情况则应中止：① 动脉收缩压降低到90 mmHg，或下降30 mmHg；② HR增加到140次/分，或增加20次/分，或发生心律失常；③ SpO_2降低到90%，或降低5%以上；④ 气压伤（气胸、纵隔气肿等）。

11.3　肺复张后的评估及注意事项

1. 肺复张效果评估

（1）呼吸力学指标变化：平台压、驱动压、静态顺应性。

（2）血气分析指标变化：氧分压、二氧化碳分压、无效腔和分流改变。

（3）影像学变化：CT、超声、EIT。

2. 肺复张后注意事项

呼吸机参数和报警复位，患者气囊压力恢复正常。

肺复张治疗流程表如表11.2所示。

表11.2　肺复张治疗流程表

姓名：_____　床号：____　住院号：_____　理想体重：_____kg
肺可复张性评估
容控模式，肺保护性通气原则，给予PEEP 5 cmH_2O进行通气，同时测量血气分析、顺应性，然后调整PEEP为15 cmH_2O，通气15～20 min后，再次测量血气分析和顺应性
判断：如果P/F、$PaCO_2$、顺应性有两项指标好转，则说明肺有可复张性

PEEP(cmH_2O)	P/F	顺应性 (mL/cmH_2O)	$PaCO_2$	可复张性 判断
5				
15				

肺复张适应证和禁忌证

适应证:ARDS、呼吸机管路断开吸痰后、长期卧床致重力依赖区肺泡塌陷

禁忌证:□血流动力学不稳定,需要大剂量血管活性药物维持血压;□存在肺大疱、气胸等情况;□肺部严重局灶性的损伤;□存在颅内压增高、胃肠黏膜缺血时,应慎重实施

肺复张前准备

□充分吸痰及口鼻分泌物,尽量实施密闭式吸痰,保证呼吸管路密闭;□适度镇静镇痛(Ramsay评分4～5级),必要时可予肌松;□插管气囊适度充气,气囊压维持在40～45 cmH_2O;□加强液体出入量及血管活性药物的管理,血流动力学稳定;□调节呼吸机报警限,压力上限50 cmH_2O,调节窒息报警限,窒息时间为最长(60 s)

肺复张方法

	肺复张参数设置					
持续性肺膨胀(SI)	持续压力　cmH_2O				持续时间　s	
压控法(PCV)	驱动压力　cmH_2O	PEEP　cmH_2O		持续时间　s		
PEEP递增法	起始PEEP　cmH_2O　最大PEEP　cmH_2O 递增幅度　cmH_2O					
其他方法	□俯卧位　　□APRV　　□HFOV					

肺复张效果评估

影像学:超声、EIT

血气分析:PaO$_2$/FiO$_2$=   PaO$_2$+PaCO$_2$=   无效腔=   分流=

呼吸力学

	平台压 (cmH$_2$O)	驱动压 (cmH$_2$O)	顺应性 (mL/cmH$_2$O)	吸气压力 (cmH$_2$O)	潮气量 (mL)
肺复张前					
肺复张后					

如果使用压控通气时

肺复张后注意事项

呼吸机参数和报警复位,患者气囊压力恢复正常

第12章
PEEP 滴定的方法和流程

12.1 ARDS 患者的 PEEP 滴定流程

1. PEEP 参数

PEEP 是机械通气中改善氧合的重要参数,但 PEEP 也是一把"双刃剑",设置得不合理也会出现呼吸、循环的危害。

PEEP 过小:肺泡塌陷,分流增加,剪切伤。

PEEP 过大:肺泡过度膨胀,无效腔增加,容积伤;右心后负荷增加,循环抑制。

最佳 PEEP:V/Q 最佳,循环抑制最小,氧供最佳。

2. PEEP 设置方法

临床上设置 PEEP 的方法很多,根据不同的目标有不同的方法,这里简单介绍临床上常用的几种方法:

(1) 氧合导向 氧合表格法、最佳氧合法。

① 氧合表格法:根据目标氧合,通过表格里对应的吸入氧浓度滴定 PEEP。肺可复张性好的应用高 PEEP/低吸入氧浓度组,可复张性差的用低 PEEP/高吸入氧浓度组(表12.1)。

② 最佳氧合法:肺复张后将 PEEP 设置到较高水平

$20\,cmH_2O$,每$3\sim5\,min$将PEEP降低$2\,cmH_2O$,直到氧合指数降低>5%,重新肺复张,将滴定的PEEP$+2\,cmH_2O$即为最佳PEEP。

表12.1 氧合表格

氧合目标:PaO_2 $55\sim80\,mmHg$或SpO_2 $88\%\sim95\%$

低PEEP/高FiO_2

FiO_2	0.3	0.4	0.4	0.5	0.5	0.6	0.7	0.7
PEEP	5	5	8	8	10	10	10	12

FiO_2	0.7	0.8	0.9	0.9	0.9	1.0
PEEP	14	14	14	16	18	$18\sim24$

高PEEP/低FiO_2

FiO_2	0.3	0.3	0.3	0.3	0.3	0.4	0.4	0.5
PEEP	5	8	10	12	14	14	16	16

FiO_2	0.5	$0.5\sim0.8$	0.8	0.9	1.0	1.0
PEEP	18	20	22	22	22	24

(2) 呼吸力学导向 最佳顺应性法、牵张指数法、食道压法、低流量PV曲线法。

① 最佳顺应性法:PEEP从$5\,cmH_2O$开始,每$2\sim3\,min$增加$2\,cmH_2O$后测量静态顺应性,最大的顺应性为最佳的PEEP。

② 牵张指数法:容控,方波;$6\,mL/IBW$,逐步增加PEEP,当牵张指数在$0.9\sim1.1$时为最佳PEEP。

③ 食道压法:呼气保持时测量的呼气末跨肺压(PEEP$_总$−呼气末食道压)在±2时为最佳PEEP。

④ 低流量PV曲线法:测量的下拐点$+2\,cmH_2O$为最佳PEEP(也有观点用呼气支拐点设定PEEP)。

(3) 通气循环导向 最小无效腔法、最小分流法。

① 最小无效腔法：PEEP 从 5 cmH$_2$O 开始，逐渐增加 PEEP，测量的 V_d/V_T 最小时为最佳 PEEP。

② 最小分流法：PEEP 从 5 cmH$_2$O 开始，逐渐增加 PEEP，测量的分流分数最小时为最佳 PEEP。

（4）影像学导向　EIT、超声等。

3. ARDS 的 PEEP 滴定流程表

ARDS 的 PEEP 滴定流程表见表 12.2 至表 12.5。

12.2　阻塞性肺疾病 PEEP 的滴定流程

临床上阻塞性肺疾病的机械通气包括两类：重症哮喘和 AECOPD，重症哮喘患者的机械通气 PEEP 一般均设置为 0，这里的 PEEP 滴定指的是 AECOPD 的患者在进行机械通气时。

AECOPD 的患者滴定 PEEP 的目的是想通过增加 PEEP 使呼气末的气道保持开放，减小呼气阻力，改善通气状态，降低内源性 PEEP，当患者触发呼吸机时可以减少触发做功，改善人机同步。

1. 临床上可以试用三种方法滴定 PEEP

（1）根据测量的内源性 PEEP，设定外源性 PEEP　容控方波，镇静，关闭 PEEP，呼气保持测量 PEEPi，根据测量的 PEEPi 的 80%，设定 PEEP。

（2）根据测量的 PEEP$_总$，设定外源性 PEEP　容控方波，镇静，先设较小的 PEEP，每 2～3 min 增加 2 cmH$_2$O 并通过呼气保持测量 PEEP$_总$，当测量的 PEEP$_总$ 的增加值小于等于 PEEP 的增加值时，PEEP 是安全的。

（3）根据测量的平台压，设定外源性 PEEP　容控方波，

表 12.2 氧合表

低 PEEP/高吸入氧浓度(肺源性,局灶性病变)选用此表格

FiO_2	0.3	0.4	0.4	0.5	0.5	0.6	0.7	0.7	0.7	0.8	0.9	0.9	0.9	1.0
PEEP	5	5	8	8	10	10	10	12	14	14	14	16	18	18~24

表 12.3 氧合表

高 PEEP/低吸入氧浓度(肺外源性,弥漫性病变)选用此表格

FiO_2	0.3	0.3	0.3	0.3	0.3	0.4	0.4	0.5	0.5	0.5~0.8	0.8	0.9	1.0	1.0
PEEP	5	8	10	12	14	14	16	16	18	20	22	22	22	24

表 12.4　最佳顺应性

肺复张后进行滴定，得出最佳 PEEP 后给予肺复张，复张后直接设定最佳 PEEP

PEEP	20	18	16	14	12	10	8	6	4
顺应性									

最佳 PEEP 是：_____

表 12.5　牵张指数

肺复张后进行滴定，得出最佳 PEEP 后给予肺复张，复张后直接设定最佳 PEEP

PEEP	20	18	16	14	12	10	8	6	4
牵张指数									

最佳 PEEP 是：_____

镇静,先设较小的PEEP,每2~3 min增加2 cmH$_2$O并通过吸气保持测量平台压,增加PEEP时平台压增加的幅度小于PEEP增加的幅度,PEEP的值是安全的。

2. AECOPD患者机械通气PEEP滴定流程表

方法1

容控方波,镇静,关闭PEEP,呼气保持测量PEEPi,根据测量的PEEPi的80%,设定PEEP。

方法2

容控方波,镇静,先设较小的PEEP,每2~3 min增加2 cmH$_2$O并通过呼气保持测量PEEP$_总$,当测量的PEEP$_总$的增加值小于等于PEEP的增加值时,PEEP是安全的(表12.6)。

表12.6 测量PEEP$_总$

PEEP	2	4	6	8	10	12	14	16
PEEP$_总$								

注:PEEP$_总$的增加值小于PEEP的增加值时,设置的PEEP偏小;PEEP$_总$的增加值等于PEEP的增加值时,PEEP不宜再增加;PEEP$_总$的增加值大于PEEP的增加值,PEEP设置过大。

方法3

容控方波,镇静,先设较小的PEEP,每2~3 min增加2 cmH$_2$O并通过吸气保持测量平台压,增加PEEP时平台压增加的幅度小于PEEP增加的幅度,PEEP的值是合适的(表11.7)。

表11.7 测量平台压

PEEP	2	4	6	8	10	12	14	16
平台压								

注:增加PEEP时,平台压下降或者增加值小于PEEP的增加值,设置的PEEP是安全的;平台压的增加值大于PEEP的增加值时,PEEP则过大。

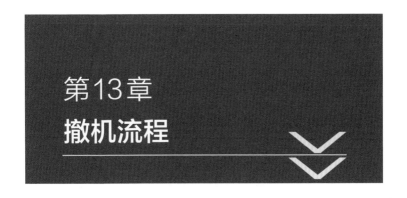

第13章

撤机流程

随着患者原发病的控制,从上机的开始其实就已经进入撤机的流程了,要及时筛查患者是否可以脱机。

13.1 脱机前筛查

(1) 导致机械通气的病因好转或祛除。

(2) 氧合指标:$FiO_2 \leqslant 40\% \sim 50\%$; $P_aO_2/FiO_2 > 150 \sim 200$ mmHg; $PEEP \leqslant 5 \sim 8$ cmH$_2$O;动脉血 pH $\geqslant 7.25$;对于 COPD 患者动脉血 pH > 7.30, $FiO_2 < 35\%$, $P_aO_2 > 50$ mmHg。

(3) 血流动力学稳定:没有心肌缺血动态变化,没有显著的低血压,不需要血管活性药治疗或只需要小剂量血管活性药物。

(4) 有自主呼吸的能力。

13.2 自主呼吸实验

自主呼吸实验(spontaneous breathing trials, SBT)是通过实验的方法判断患者是否可以脱离呼吸机的支持。

1. 常用试验方法

常用的试验方法有三种：T管法、低水平PSV法、CPAP法。

（1）T管法　充分吸痰后，直接断开呼吸机，通过T管吸氧（建议加温加湿），如图13.1所示。

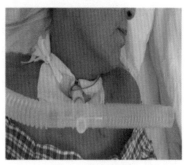

图13.1　T管法

优点：试验成功预示自主呼吸能力较强，脱机成功率高。

缺点：容易造成患者呼吸困难和呼吸肌疲劳。

（2）低水平PSV法　将呼吸机调整至PSV模式，支持压力一般设为5～8 cmH$_2$O。

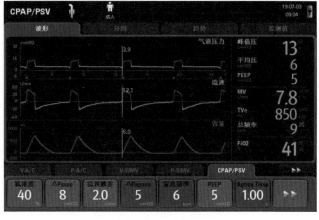

图13.2　低水平PSV法

优点：能准确判断患者是否具备克服呼吸系统阻力进行自主呼吸的能力。

缺点：容易造成患者呼吸困难和呼吸肌疲劳。

（3）CPAP法：将呼吸机调至CPAP模式，压力一般设为5 cmH$_2$O（图13.3）。

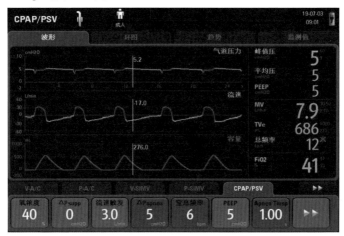

图13.3　CPAP法

优点：适合COPD患者和左心功能不全患者。

缺点：拔管后存在诱发心衰危险。

2. SBT做多长时间？

对于AECOPD和老年患者，由于肺功能储备差，建议持续1~2 h，而对于常见的肺炎、ARDS、心衰及年轻的患者，一般30 min即可。

3. 如何判断SBT的成功和失败？

（1）成功标准

　　动脉血气指标：FiO$_2$<0.40，SpO$_2$≥0.85~0.90，P$_a$O$_2$≥50~60 mmHg，pH≥7.32，P$_a$CO$_2$增加≤10 mmHg。

　　血流动力学指标：HR<120~140次/分且HR改变<

20%,SBP＜180～200 mmHg,血压改变＜20%,不需用血管活性药物。

▓▓呼吸:呼吸频率≤30～35次/分,呼吸频率改变≤50%。

(2)失败标准

▓▓精神状态改变:嗜睡、昏迷、兴奋、焦虑。

▓▓呼吸做功增加:使用辅助呼吸肌,矛盾呼吸;大汗。

▓▓症状和体征:呼吸困难,兴奋、焦虑;精神抑郁,发汗;面色苍白;辅助呼吸肌参与呼吸。

▓▓呼吸循环指标:P_aO_2≤50～60 mmHg,SpO_2＜90%,FiO_2≥0.5;P_aCO_2＞50 mmHg 或较试验前增加＞8 mmHg;pH＜7.32 或较试验前增加＞0.07;RR＞35次/分或较试验前增加50%;HR＞140次/分或较试验前增加20%;SBP＞180 mmHg或较试验前HR＞140次/分;SBP＜90 mmHg;

4. SBT失败后如何做？

尽量避免随意转换模式,继续使用当前的通气模式;可提高支持力度以使呼吸肌得到充分的休息。

SBT 失败可引起呼吸肌疲劳,需要24 h或更长时间才能完全恢复,建议一天只做一次。

13.3 气道评估

1. 气道保护能力评估

气道保护能力是指患者的咳嗽、咳痰能力,拔管前需要提前评估患者是否具备痰液的清除能力。常用的评估方法有:白卡实验、咳嗽峰流速测量、最大吸气负压测量等。

白卡试验:在距气管插管末端1～2 cm处放置一张白色卡片,要求患者进行三到四次咳嗽。卡片上出现潮湿为白卡试验(WCT)阳性,白卡试验阴性拔管失败率增加3倍。

咳嗽峰流速(CPF):嘱患者咳嗽时测量峰流速,CPF≤60 L/min拔管失败可能性大。

最大吸气压(NIF):NIF<−20 cmH$_2$O 时,拔管成功率高。

2. 气道通畅度评估

机械通气时,患者存在上气道损伤、困难插管或意外拔管、气管插管管径过大但身材矮小(女性患者)、导管活动度大、发生气道感染、气囊压力过大、插管时间过长等易出现上气道梗阻,拔管前需要评估气道通畅程度。常用的方法是气囊漏气实验。

气囊漏气试验(cuff leak test):比较插管气囊放气前后潮气量的变化,评估患者拔管后是否有上呼吸道阻塞的风险,进而降低重新插管的风险。

(1) 操作流程

充分清除口腔内、气囊上和气管插管内分泌物→选用容量控制的 A/C 模式(V_T 10 mL/kg)→监测吸入和呼出潮气量,保证两者相差小于20 mL→监测容量-时间曲线→完全排空气囊,呼吸形式稳定下,记录连续6次呼出潮气量的大小→取其中最小三个数的平均值→将气囊充气,测量并维持合适气囊压→恢复原来参数及模式。

(2) 结果判断

定性评估:有或无(根据漏气声)。

定量评估:漏气量的大小。

绝对漏气量＝吸入潮气量−呼出潮气量

相对漏气量＝(吸入潮气量−呼出潮气量)/吸入潮气量

阳性判断标准:绝对漏气量<110 mL;相对漏气量<15%。

(3) 影响因素

气管插管管径的粗细;气囊周围的痰液积聚影响气囊周

围缝隙,患者从气囊周围主动吸气。

13.4　拔管流程

（1）一般安排在上午拔管。

（2）向患者说明拔管的步骤和拔管后注意事项。

（3）抬高头部,和躯干成40°～90°。

（4）检查临床的基础情况（生命体征和血气）。

（5）床边备有随时可用的充分湿化的氧气源。

（6）备有随时可重新插管的各种器械。

（7）吸尽分泌物,完全放松气囊,拔出气管导管,经鼻导管吸入湿化的氧气。

（8）鼓励用力咳嗽,必要时吸痰。

（9）仔细观察有无喉痉挛、喉头水肿等,必要时使用激素雾化。

（10）如发生进行性缺氧、酸中毒或喉痉挛等,即重新插管。

13.5　拔管后的序贯通气

对于有拔管失败高风险（合并高碳酸血症、COPD、充血性心衰）且接受机械通气24 h以上的患者,若通过了SBT,推荐拔管后预防性无创通气（NIV）。

脱机流程评估如表13.1所示。

表13.1 脱机流程评估

脱机前评估

□ 机械通气的病因好转或祛除;□ 氧合指标:$P_aO_2/FiO_2>150\sim200$ mmHg;PEEP$\leqslant5\sim8$ cmH$_2$O;FiO$_2\leqslant40\%\sim50\%$;动脉血 pH$\geqslant7.25$;对于COPD患者动脉血 pH>7.30,PaO$_2>50$ mmHg,FiO$_2<35\%$;□ 血流动力学稳定:没有心肌缺血动态变化,没有显著低血压,不需要血管活性药或只需要小剂量血管活性药物;□ 有自主呼吸的能力。

SBT实验

SBT方式	参数	持续时间	患者表现(症状和体征)	结果
T管				
PSV法				
CPAP法				

SBT失败标准 症状:□ 精神状态改变,嗜睡、焦虑;□ 呼吸做功增加,大汗,辅助呼吸肌做功,矛盾呼吸;

指标:□ FiO$_2\geqslant0.5$,P$_a$O$_2\leqslant50\sim60$ mmHg,SpO$_2<90\%$;P$_a$CO$_2>50$ mmHg 或较试验前增加>8 mmHg;□ pH<7.32 或较试验前增加>0.07;□ RR>35 次/分或较试验前增加50%;□ HR>140 次/分或较试验前增加20%;□ SBP>180 mmHg 或较试验前增加20%;SBP<90 mmHg

气道保护能力评估

白卡实验(   )　　咳嗽峰流速(   )　　最大吸气负压(   )

气道通畅程度评估

漏气实验	放气后吸入潮气量	放气后呼气潮气量	绝对漏气量	相对漏气量
容控模式气囊放气后是否有漏气声音( )				

续表

气囊漏气试验阳性标准:绝对漏气量＜100 mL,相对漏气量＜15％

序贯通气

序贯通气方式	观察指标(症状体征)	撤机是否成功
NIV		
HFNC		

有拔管失败高风险(合并高碳酸血症、COPD、充血性心衰以及其他严重并发症)且接受机械通气24 h以上的患者,推荐拔管后序贯通气

观察指标:患者是否耐受,及时判断是否需要再次插管

第14章
无创通气

无创通气指的是通过无创面罩、鼻罩进行正压通气的治疗方式。在ICU进行无创通气一般有两种方式:带无创功能的有创呼吸机和专业的无创呼吸机。无创通气的患者必须清醒且能配合,无需气管插管做气道保护,无面部畸形、外伤。

14.1 无创通气的适应证和禁忌证

1. 常见适应证

(1) 对于轻中度AECOPD患者及稳定期的COPD患者。

(2) 心源性肺水肿患者。

(3) 免疫功能受损合并呼吸衰竭。

(4) 轻度ARDS。

(5) 拔管后的序贯通气。

2. 主要禁忌证

(1) 无自主呼吸或呼吸驱动不稳定。

(2) 无气道保护能力。

(3) 头面部外伤、畸形。

(4) 未经处理的气胸。

(5) 相对禁忌证包括:气道分泌物多,排出困难;严重低氧血症(PaO_2<45 mmHg)、严重酸中毒(pH≤7.25);近期上腹部手术(尤其要严格胃肠减压患者);上气道严重梗阻。

14.2　有创呼吸机的无创通气与无创呼吸机通气的区别

(1) 有创呼吸机的无创通气模式进行无创通气时使用的仍是吸气和呼气支双回路通气,呼吸机会像有创通气一样进行监测。故报警较多,因漏气补偿能力有限,人机同步性较专业无创呼吸机差。使用时需注意:使用专用的有创呼吸机无创面罩或麻醉面罩(无漏气孔的面罩),不能使用容量控制的通气模式,调整或关闭分钟通气量、潮气量报警。

(2) 专业无创呼吸机根据是否接高压氧气源分为小无创呼吸机和大无创呼吸机,ICU 使用的一般为专业大无创呼吸机。无创呼吸机为单回路,无呼气支,患者呼气通过面罩的排气扎或接的呼气阀呼气(表14.1)。

表14.1　无创呼吸机和有创呼吸机(无创模式)的区别

区别	无创呼吸机	有创呼吸机(无创模式)
管路	单管路	双管路
漏气	允许漏气	允许漏气
故意漏气	有	无
漏气补偿	有	有
人机连接	面罩	面罩
监测值	较少	较多

14.3　通气模式

有创呼吸机的无创通气模式命名和规则基本和有创是一样的,建议选用P-A/C或PSV模式用于无创通气。无创呼吸机在使用时最常用的是S/T(spontaneous/time)模式,这里仅介绍这一模式(表14.2)。

表14.2　有创呼吸机无创模式和无创呼吸机模式对比

模式	无创呼吸机	有创呼吸机对应模式
控制	T模式	P-A/C
自主	S模式	PSV
控制/自主	S/T模式	PSV+PCV

S/T模式是无创特有的模式,既不类似于P-A/C,也不是PSV+PCV,它有自己的运行逻辑。

先从参数设置上看,无创呼吸机设的是吸气压力(IPAP)和呼气压力(EPAP),吸气压力类比于有创呼吸机的吸气峰压(支持压力+PEEP),呼气压力类比于有创呼吸机的PEEP。所以,无创呼吸机的IPAP-EPAP才是呼吸机提供的压力支持,而有创呼吸机直接设置的就是支持压力。另外两个参数:呼吸频率和吸气时间,是T模式的参数,S模式时这两个参数不起作用。

患者触发呼吸机时启动S模式(类似于有创的PSV),当呼吸不规则时,离上一次触发的时间大于呼吸周期(60/呼吸频率)时患者还未触发则启动T模式(类似于PCV)。图14.1中患者触发S后,连续5 s(呼吸周期为60/12)未触发,呼吸机给予T模式(吸气压力相同,吸气时间设置为1.0 s)。当然,模式还有通用的参数:吸入氧浓度、吸气触发、呼气触发(用于S

模式),这和有创的原则是一样的。

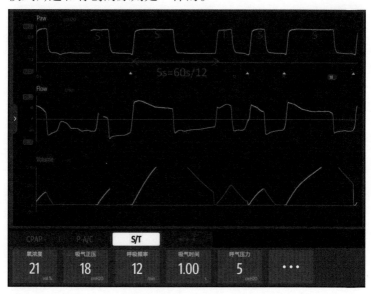

图14.1 S/T模式

14.4 无创通气的参数设置原则

无创通气的参数设置原则如表14.3所示。

表14.3 无创通气的参数设置原则

参数	设置范围	设 置 原 则
IPAP	10~25 cmH₂O	初始12 cmH₂O,5~20 min达到目标压力(根据潮气量、耐受度、血气)
潮气量	7~10 mL/IBW	男性标准体重=50+0.91[身高(cm)−152.4] 女性标准体重=45.5+0.91[身高(cm)−152.4]

参数	设置范围	设　置　原　则
吸气时间	0.8~1.2 s	在S模式时不起作用
呼吸频率	10~20次/分	常用12~14次,备用频率,设高可能启动T模式,容易人机对抗
EPAP	4~12 cmH₂O	COPD常用4~8 cmH$_2$O,Ⅰ型呼衰6~12 cmH$_2$O
CPAP	6~15 cmH₂O	一般不超过10 cmH$_2$O
压力上升时间	1~6挡	一般设置2~3挡

14.5　无创通气的注意事项

（1）上机前充分沟通,取得信任和配合,选择合适的面罩。

（2）注意顺序　呼吸机待机→戴好面罩→开始通气。

（3）漏气监测　允许漏气,避免漏气量过大,一般不超过30 L/min。

（4）温湿化　应用主动温湿化器,可鼓励患者间断饮水。

第15章
经鼻高流量氧疗

经鼻高流量氧疗(HFNC)是通过吸氧鼻导管给予设定的氧浓度的充分温湿化的气体。要保证吸入氧浓度恒定的前提是机器给的流量超过患者的吸气峰流量(图15.1)。

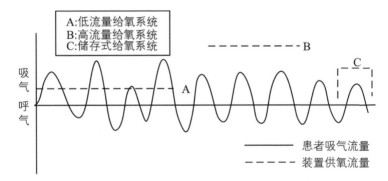

图15.1　不同的氧疗方式对氧浓度的影响

使用HFNC时,给予的送气流量超过了患者的吸气峰流量,所以患者无需吸入额外的空气,保证吸入氧浓度的恒定。同时,高流速的气体可以有效冲刷上气道的无效腔,增加通气的效率。温湿化的气体提高患者舒适性的同时,可以有效保护患者气道。

持续的高流量气体在呼气时会产生PEEP样效应,结合增加的吸入氧浓度,可以有效改善低氧。但 HFNC 不提供压力支持,不能改善通气,所以对通气功能障碍的患者并不适合。

15.1　HFNC 的适应证和禁忌证

1. 适应证

① 重症肺炎、轻度 ARDS 等Ⅰ型呼吸衰竭;② COPD 合并轻中度高碳酸血症等Ⅱ型呼吸衰竭;③ 有创通气撤机后序贯通气;④ 外科术后患者。

2. 禁忌证

① 重度Ⅰ型呼吸衰竭($P/F < 100$ mmHg);② 通气功能障碍、矛盾呼吸;③ 气道保护能力差,有误吸风险;④ 血流动力学不稳定;⑤无法应用(比如面部外伤、鼻腔堵塞)或者不耐受;⑥ 无自主呼吸或呼吸不稳定。

15.2　HFNC 的初始参数设置和撤离参数

HFNC 的初始参数设置和撤离参数如表 15.1 所示。

表 15.1　HFNC 的初始参数设置和撤离参数

疾病类型	流量	氧浓度	温度	撤离参数
Ⅰ型呼吸衰竭	初始 40~60 L/min,根据耐受情况调整	初始 100%	初始 37 ℃	先降氧浓度,后降流量,当低于 15 L/min 可撤离
Ⅱ型呼吸衰竭	初始 50~60 L/min,根据耐受情况调整	以指脉氧 88%~92% 为目标设置	初始 37 ℃	

参数应根据患者的呼吸频率、氧合、血气分析及耐受程度及时调整。

15.3 HFNC的疗效评估（以ROX 为指标调整的流程）

HFNC的疗效评估（以ROX为指标调整的流程）如图15.2所示。ROX＝$SpO_2/(FiO_2 \times RR)$，其中SpO_2为血氧饱和度，FiO_2为吸入氧浓度，RR为呼吸频率。

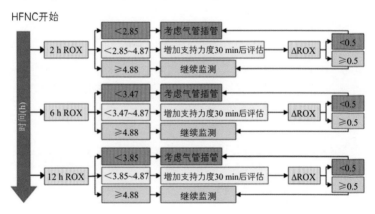

图 15.2 疗效评估

举例： 患者HFNC时，吸入氧浓度FiO_2 50％，血氧饱和度 SpO_2 90％，呼吸频率30次/分，则 ROX＝90/(0.5×30)＝4.89，可以考虑继续观察（表15.2）。

表15.2 HFNC治疗ROX监测表

床号:	姓名:	住院号:	性别:	上机日期:	上机时间:
时间	S_pO_2	FiO_2	RR	ROX	处理
初始					
1 h					
2 h					
4 h					
6 h					
12 h					
24 h					
48 h					
72 h					

注:$ROX = S_pO_2 / (FiO_2 \times RR)$。

第16章
不同疾病的参数设置原则

16.1 ARDS患者机械通气参数设置原则

1. ARDS概述

ARDS的病理生理特点是各种肺内和肺外(非心源性)源性因素造成的肺损伤,肺泡通透性增加,肺水肿形成,造成肺泡塌陷、不张(图16.1)。

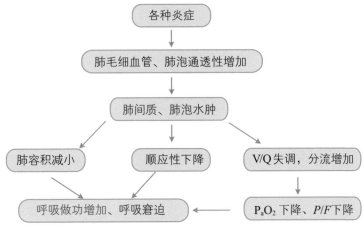

图16.1 ARDS病理生理变化

（1）病理生理　顺应性下降,肺泡塌陷,气体进难出易,V/Q失调,分流增加,低氧。

（2）通气策略　复张塌陷的肺泡（肺复张）,防止肺泡周期性闭合（合理PEEP）,避免正常肺泡过度膨胀造成压力伤和容积伤（小潮气量、控制平台压和驱动压）,提供充足的氧供（避免循环抑制）。

2. 模式和参数选择

病变早期A/C模式,代替呼吸做功,容控、压控均可,小潮气量、控制驱动压,必要时肺复张、滴定PEEP。

（1）容控模式　参数设置和调节流程如图16.2所示

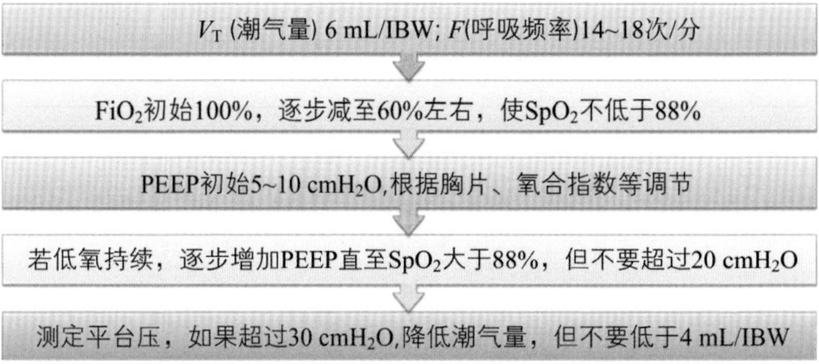

V_T(潮气量) 6 mL/IBW; F(呼吸频率)14~18次/分

FiO$_2$初始100%,逐步减至60%左右,使SpO$_2$不低于88%

PEEP初始5~10 cmH$_2$O,根据胸片、氧合指数等调节

若低氧持续,逐步增加PEEP直至SpO$_2$大于88%,但不要超过20 cmH$_2$O

测定平台压,如果超过30 cmH$_2$O,降低潮气量,但不要低于4 mL/IBW

图16.2　容控模式的参数设置和调节流程

（2）压控模式　参数设置和调节流程如图16.3所示。

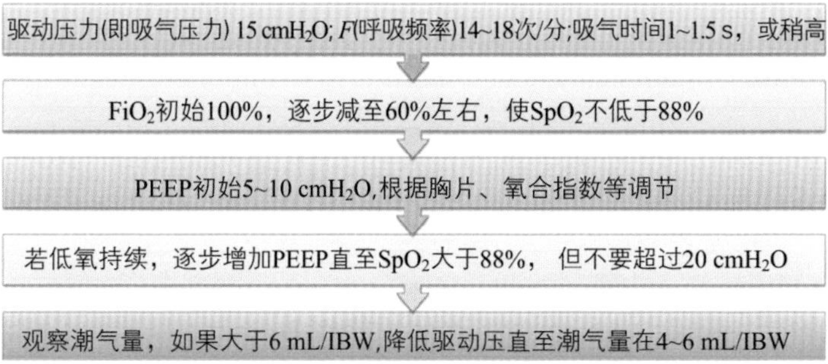

驱动压力（即吸气压力）15 cmH$_2$O; F(呼吸频率)14~18次/分;吸气时间1~1.5 s,或稍高

FiO$_2$初始100%,逐步减至60%左右,使SpO$_2$不低于88%

PEEP初始5~10 cmH$_2$O,根据胸片、氧合指数等调节

若低氧持续,逐步增加PEEP直至SpO$_2$大于88%,但不要超过20 cmH$_2$O

观察潮气量,如果大于6 mL/IBW,降低驱动压直至潮气量在4~6 mL/IBW

图16.3　压控模式的参数和调节流程

3. 参数的调整

（1）氧合调整　通过吸氧浓度和PEEP两个参数调整。

（2）通气调整　如果P_aCO_2升高则增加呼吸频率，观察呼气末流速是否归零调整呼吸频率，一般不要超过35次/分。

（3）通气安全　潮气量不低于4 mL/IBW，平台压不超过30 cmH_2O，驱动压不超过15 cmH_2O。对于肺外源性ARDS、胸壁顺应性明显下降的患者，平台压和驱动压可以适当增加（有条件可测量跨肺压）。

4. 模式的调整

中重度ARDS患者原则上需要镇静，使用容控和压控均可，随着病情的缓解及时更换模式（SIMV、PSV），并进行SBT，尽早脱机。

16.2　重症哮喘和AECOPD患者机械通气参数设置原则

（1）哮喘和AECOPD的病变部位都在气道，随着病情的进展会影响肺泡的功能，造成肺泡扩张、顺应性增加。两者的区别是哮喘发作时为气道的痉挛狭窄使呼气困难，而AECOPD的患者是气道的慢性炎症、气道壁的支撑破坏，呼气时气道塌陷闭合造成呼气困难。具体的区别如表16.1所示。

表16.1　哮喘和AECOPD的区别

	哮　　喘	AECOPD
气流阻塞原因	大气道痉挛	小气道陷闭
细支气管、肺泡壁	很少受累	破坏，陷闭明显
肺泡回缩力	正常	明显下降
基础呼吸状态	基本正常	慢性Ⅰ型呼衰

	哮　　喘	AECOPD
加重因素	感染及非感染性因素	感染、非感染性激发因素，还有劳累、呼吸肌疲劳、心衰等

（2）病理生理　顺应性增加，气道阻力增加，呼气气流受限，气体进易出难，造成最主要的结果是无效腔增加，动态肺膨胀，呼吸困难加重，造成低氧合并高碳酸血症。

（3）通气策略　控制通气减少呼吸肌肉做功，改善氧合、减少肺过度充气（低频率、低通气、长呼气）。

（4）通气模式　初始通气一般选择控制通气，特别是容控，便于呼吸力学测量，了解病情变化、指导治疗；SIMV＋PS也可以选择，注意给予足够的控制频率和压力支持避免呼吸窘迫和呼吸肌疲劳。参数设置和调节流程如图16.4所示。

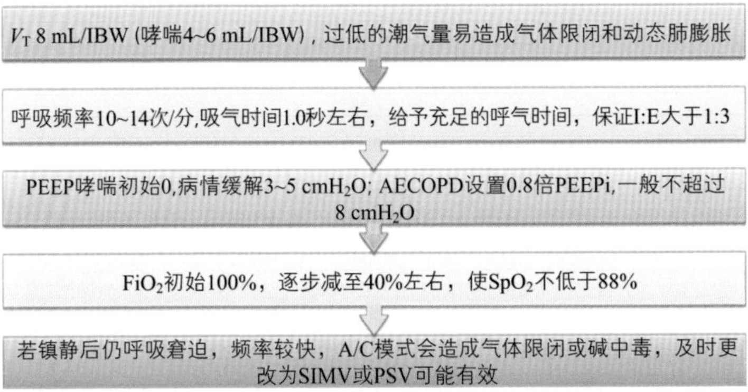

V_T 8 mL/IBW (哮喘4~6 mL/IBW)，过低的潮气量易造成气体限闭和动态肺膨胀

呼吸频率10~14次/分，吸气时间1.0秒左右，给予充足的呼气时间，保证I:E大于1:3

PEEP哮喘初始0，病情缓解3~5 cmH$_2$O；AECOPD设置0.8倍PEEPi，一般不超过8 cmH$_2$O

FiO$_2$初始100%，逐步减至40%左右，使SpO$_2$不低于88%

若镇静后仍呼吸窘迫，频率较快，A/C模式会造成气体限闭或碱中毒，及时更改为SIMV或PSV可能有效

图16.4　通气模式的参数设置和调节流程

16.3 气胸患者的机械通气参数设置原则

临床上气胸的原因有自发性、外伤性和医源性,根据胸膜瘘口的情况分为闭合性、开放性和张力性气胸。合并气胸的呼吸衰竭以往是机械通气的禁忌证,特别是张力性气胸,如果给予胸腔闭式引流则可以进行机械通气。机械通气时在纠正呼衰的同时减少胸膜瘘口处漏气量,而这个漏气量 Q 的大小与气道平均压 $\mathrm{m}P_{\mathrm{aw}}$ 和肺泡压 P_{ao} 之间的差值及瘘口处的阻力 R(即瘘口的大小)有关。

$$Q=(\mathrm{m}P_{\mathrm{aw}}-P_{\mathrm{ao}})/R$$

为尽量减少漏气量需要降低平均气道压,而和平均气道压最密切的是 PEEP,另外通过减少潮气量和吸气时间,也可以减少漏气量。

(1) 通气目标　在保证有效通气和氧合的前提下,减少胸膜破裂口的漏气量,促进瘘口愈合。

(2) 通气策略　为了减少瘘口漏气量,促进愈合,需要降低气道压力、减小潮气量、允许性低氧和高碳酸血症。病情缓解后及时恢复自主呼吸,尽早拔管。

(3) 模式和参数的设置

① 容控模式由于漏气会造成通气明显不足,一般建议使用压力模式,但压力模式下的漏气补偿也有可能造成漏气量过大的风险。

② 尽量降低潮气量,减少吸气时间,同时需要增加呼吸频率,降低 PEEP,初始设置建议 V_{T} 4~8 mL/IBW,RR 10~30 次/分,吸气时间 0.6~1 s,PEEP 2~4 cmH$_2$O。

③ 漏气容易造成误触发,需要增加触发灵敏度或更改为压力触发,在使用 PSV 时由于漏气出现延迟切换,建议上调

呼气触发灵敏度。

（4）其他通气方式　单肺通气、高频振荡通气。

16.4　腹腔高压患者的机械通气参数设置原则

机械通气的正压通过膈肌可以传递到腹腔引起腹腔高压，同样，腹腔高压通过膈肌可以传递至胸腔。这里介绍的腹腔高压不是因为机械通气造成的，而是临床上由于腹腔内容物的增加或者腹壁顺应性下降造成的，比如腹部外伤、胰腺炎、肠梗阻等疾病。严重的腹腔高压时，腹腔内压力传递到胸腔，胸腔内压力升高时肺泡塌陷、不张，影响通气和氧合。而腹腔内压力到底会有多少可以传递至胸腔，不同的研究不一致，大致认为传递的效率为 50%，即如果腹腔压力增加 20 cmH_2O，胸腔内压力会增加 10 cmH_2O。

腹腔高压使胸腔内压力增加，在呼气末肺泡很容易塌陷，所以需要较高的 PEEP 打开肺泡。同时，在吸气时肺泡打开的时候也需要克服胸腔内压，这时候可能需要更高的气道压力打开肺泡。

（1）通气策略　在肺保护策略的同时需要考虑胸腔内压增加的影响。小潮气量的同时允许平台压适当增加（因为有一部分要克服胸腔内压），高的 PEEP 以打开呼气末塌陷的肺泡。

（2）模式和参数　容控和压控均可，小潮气量 6~8 mL/IBW，保持平台压不超过 23+0.7×腹腔内压（注意腹腔内压的单位是 mmHg）。比如腹腔内压是 20 mmHg 时，设定潮气量测量的平台压不能超过 37 cmH_2O。适当高的 PEEP，建议通过最佳顺应性测定。如果有条件，建议测量食道压计算跨肺压,吸气末的跨肺压不超过 25 cmH$_2$O,呼气末跨肺压保持大于0。

(3)肺复张和俯卧位 不常规推荐使用,特别是血流动力学不稳定的患者。如果患者血流动力学稳定,可以尝试肺复张,建议使用PEEP递增法,减少循环抑制。

16.5 心肺复苏患者机械通气参数设置原则

心肺复苏的机械通气一般分为三个阶段:复苏早期在人工按压时一般使用手动皮囊通气;在建立人工气道接呼吸机通气时又可以分为两个阶段:自主循环恢复(ROSC)前使用心肺复苏机时和自主循环恢复后撤掉心肺复苏机时。这两个阶段在呼吸机的参数设置上是有区别的。

1. 自主循环恢复(ROSC)前使用心肺复苏机时的呼吸机参数设置

如果呼吸机有CPRV通气模式,可以直接使用该模式进行通气,该模式仅需设置潮气量和呼吸频率。潮气量一般设置为 10 mL/IBW、呼吸频率为 10 次/分。如果呼吸机没有CPRV模式,建议使用V-A/C模式,参数设置如表16.2所示。

表16.2 V-A/C模式参数设置

参数	潮气量	呼吸频率	吸气时间	吸气暂停	PEEP	触发灵敏度	气道高压报警
设置	10 mL/IBW	10次/分	1.0 s	关闭	0	关闭,或压力触发设置最大	60 cmH$_2$O 或者设置更高

2. 自主循环恢复(ROSC)后不用心肺复苏机时的呼吸机参数设置

自主循环建立后,就要恢复常规的通气模式,上述的参数设置就不合理了。原则上要使用肺保护通气,潮气量设置6～8 mL/IBW,根据血气调整呼吸频率,避免过度通气和通气不足。其他参数一样根据常规情况进行设置和调整(表16.3)。

表16.3　自主循环建立后的参数设置

参数	潮气量	呼吸频率	吸气时间	吸气暂停	PEEP	触发灵敏度	气道高压报警
设置	6～8 mL/IBW	12～20 次/分	1.0 s	关闭	3～5 cmH$_2$O	1～3 L/min	40 cmH$_2$O

16.6　创伤性脑损伤患者机械通气参数设置原则

创伤性脑损伤患者出现意识障碍、气道保护能力下降时需要及时插管,机械通气辅助呼吸。根据是否合并颅内压升高和ARDS,参数的设置是有区别的,特别是潮气量和PEEP(图16.5)。

(1) 通气策略　对于颅高压的机械通气,早些年建议过度通气,低的二氧化碳分压可以收缩脑血管,减少脑灌注,降低颅内压。但脑血管血流的减少在降低颅内压的同时也造成了脑组织缺血缺氧的风险,而且这个降低脑血流的效应往往维持很短。目前的建议是维持正常的二氧化碳分压。氧合方面为维持正常的氧分压80～120 mmHg 即可,PEEP不建议超过15 cmH$_2$O。

（2）模式和参数　容控、压控均可，小潮气量肺保护通气，6～8 mL/IBW，平台压不高于30 cmH$_2$O、驱动压不高于15 cmH$_2$O。根据情况调节PEEP，如果不影响颅内压，可以适当增加。

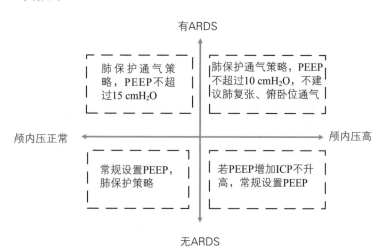

图16.5　根据颅内压和ARDS进行参数设置

16.7　小结

不同疾病的机械通气参数设置如表16.4所示。

表16.4　不同疾病的机械通气参数设置

疾病类型	潮气量（mL/IBW）	吸气时间/I:E	触发/切换	PEEP (cmH₂O)	平台压/驱动压 (cmH₂O)	高压报警限
ARDS	4~6	1.0 s,可适当延长	触发正常设置,PSV切换降低	滴定PEEP	30/15	40
重症哮喘	4~6	1.0 s,可缩短,延长呼气时间	触发正常设置,PSV切换增加	开始0,缓解后3~5	30/15	40
AECOPD	6~8	1.0 s,可适当缩短延长呼气时间	触发正常设置,PSV切换增加	根据PEEPi设置	30/15	40
气胸	4~8	缩短吸气时间	触发正常设置,PSV切换增加	2~4	30/15	40
腹腔高压	6~8	1.0 s	正常设置	根据顺应性或者食道压设置	23+0.7×腹腔压力/15	40
CPR	10	1.0 s	触发关闭或调到压力触发最大值	0	不关注	60
颅高压	6~8	1.0 s	正常设置	不超过15 cmH₂O	30/15	40